全国空中乘务专业规划教材

FLIGHT SERVICE SERIES

U0241906

第5版

航空卫生保健与急救

姚红光 李 程 编

北京·旅游教育出版社

全国空中乘务专业规划教材

编委会

主　任　　高　宏　刘　权

副主任　　（以姓氏笔画为序）
　　　　　　李　勤　　张新南　　黄永宁　　谢　苏

编　委　　（以姓氏笔画为序）

丁永玲	王化峰	王　娜	王莉莉
王　鑫	亢　元	孔庆棠	邓彦东
石　慧	田　宇	伏六明	安玉新
刘秀丽	刘岩松	刘　晖	成　宏
向　前	闫　华	李广春	李永平
李庆杨	李　程	杨　柳	杨　静
陆　书	陈丹红	陈晓燕	张　丽
张晓明	张彩霞	张　澜	邹　昊
余明洋	吴　菁	罗　丹	罗亮生
林　扬	柳迪善	郑　巍	姚红光
赵冰梅	洪　涛	聂建波	唐小燕
贾丽娟	徐国立	郭　蓓	顾　骧
梁定召	梁悦秋	黄建伟	崔祥建
韩晓娜	程　茜	谢春讯	谢爱民
蔡　杰	熊　莹	薛兵旺	

丛书修订说明

全国空中乘务专业规划教材依据中国民用航空局关于空乘人员的素质、知识结构、能力要求开发和编写。作为全国首套针对空中乘务专业较为完善的系列教材，从2006年规划之初就一直坚持"探索教材体系、服务专业发展，创新教材内容、引领专业趋势"的指导思想。经过十多年的使用，本套教材得到了相关院校一线教师的充分肯定，获得了很好的口碑，对我国空中乘务专业的建设与人才培养发挥了重要作用。

本系列教材问世以来，正值我国空中乘务服务专业教育不断规范、健康发展之时。一方面，民航服务在不断更新服务理念，服务的品质不断攀升；另一方面，空乘服务教育在人才培养的层次、培养模式、培养水平上不断创新，学科内涵不断充实，服务于我国民航未来发展的具有生机与活力的人才培养体系逐渐形成。此间，我们一直密切关注民航服务的实践，动态跟踪空中乘务专业的国内外发展趋势，不断深化对民航服务专业教育的认识。为适应未来民航服务国际化对人才培养的新要求，继续发挥本套教材在我国空乘服务专业教育的引领作用，完善教学体系、丰富教学内容，提高教学的效率与质量，我们就教材在专业建设与人才培养中的实际效果以及毕业生在实际工作岗位上的职业发展进行了调研，在此基础上我们又一次组织了工作在专业建设一线的空乘服务专业专家、教师对教材进行了修订，力图在教材的科学性、前瞻性和实用性方面有所创新，使这套空中乘务专业系列教材在未来的专业建设与人才培养方面发挥更大的作用。

本次教材修订我们主要遵循了以下原则：

1. 提升教材的学科内涵。现今的空乘服务教育已从普通的专科教育为主，逐步走向本专科教育并存的格局，学科的内涵逐渐凸显出来。为此，我们在本版教材修订中，强化了学科概念，通过完善与创新核心课程的理论体系，以期为未来空乘服务学科建设奠定一定的基础。

2. 提高教材的受用范围。随着空乘服务本科教育的突起，空乘正在从服务技能教育逐步向专注人才培养核心能力与人才档次转变。为此，在本套教材修订中我们融进了本科教育的理念，力图在同时适用于本科与专科教育方面有所改进。

3. 教材模式更适用于教学。教材要为专业建设、为教学服务，更要为学生服务。我们将教材使用过程中的各种反馈意见进行了汇总，在完善教材内容的基础上，使教材更贴近教学需要。

4. 体现现代民航服务研究成果。随着民航业的快速发展，民航服务学科逐渐成形，核心概念与外延正发生着变化。作为教材，必须反映这一发展趋势，摒弃传统的概念与思想，以发挥教材的导向作用。我们根据不断丰富的专业内涵，引进了学科的理念，对教材的核心思想进行了完善，使教材的整体脉络更加科学、更具有前瞻性。

5. 理论与案例结合，着力于培育整体服务思想体系。空乘服务专业实践性很强，服务涉及的情境复杂，服务的艺术性凸显，教与学问题突出，理论的引领更需要案例的配合。为此，在本套教材修订过程中，除了进一步完善教材理论内容体系，还特别增加了案例的数量，并及时将最新的案例编入教材中，以为读者提供一个更为广阔的民航服务的"崭新空间"。

我们欣喜地看到，在过去的十多年中，我国空中乘务专业办学层次不断提升，人才培养的内涵不断丰富，培养体系更加科学，在专业建设与教学改革方面取得了长足的进步。特别是以空中乘务本科培养为主的学校，在探索专业内涵、丰富课程体系、完善教学内容等方面发挥了积极的作用。可以说，我国的空中乘务专业已经步入成熟发展时期，希望此次教材的再次修订能为我国空中乘务专业未来发展与专业水平的提高做出贡献。

本套教材目前共有 16 本，分别是《民航概论》《空乘服务概论》《民航旅客运输》《民航法律法规与实务》《客舱设备运行及管理》《客舱服务技能与训练》《民航地勤服务》《民航服务心理与实务》《空乘服务沟通与播音技巧》《航空卫生保健与急救》《空乘人员形体及体能训练》《空乘人员化妆技巧与形象塑造》《空乘人员仪态与服务礼仪训练》《民航乘务英语会话》《民航乘务英语视听》和《民航服务实用韩国语》。

高质量空乘服务人才的培养需要建立在科学的培养模式、学科建设、规范的课程体系以及合理的课程内容与有效的教学方法基础上。希望本套教材的修订再版能在优化全国空中乘务服务及相关专业培养方案、完善课程体系、丰富课程内容、传播交流有效教学方法方面尽一份绵薄之力。对于教材使用中的问题，我们衷心希望能够得到广大师生的积极反馈及专家学者的批评指正，我们会全力以赴地不断提升教材的品质，以回报给予我们大力支持的广大师生。

如有建议或疑问，欢迎发邮件至 wytep@126.com。

旅游教育出版社

第5版前言

　　航空卫生保健与急救是职业医学的一个分支，它以保证航空运输过程中旅客及空勤人员的身体健康为基本目标，在航空运输发展过程中起着重要的辅助作用。本书的编写目的在于使读者了解航空医学的基本原理，掌握航空急救的方法，更好地适应航空飞行服务工作的需要。

　　本书分上下两篇，上篇是"航空卫生与保健"，主要论述了在航空飞行过程中空勤人员的主要生理变化、常见疾病及预防、心理保健、日常营养结构等内容；下篇是"航空急救"，主要论述了在空中飞行时，针对各种突发事件、突发病症，空勤人员应掌握的基本急救知识和手段。以上这些对于保证空勤人员及全体旅客的生命安全是极其重要的，对于避免飞机因机上乘客的病情返航或迫降而给航空公司带来巨大经济损失，具有重要意义。

　　为使本书能够适应中国民航现阶段发展的新形势、新业态，我们在2010年第2版、2013年第3版、2016年第4版修订的基础上，对本书进行了第5版修订。本次修订主要是将涉及《民用航空人员体检合格证管理规则》（以下简称《规则》）的第六章第一节及附录部分根据2019年1月1日起施行的《规则》最新修正内容进行了更新和替换。为方便读者快速查阅并了解《规则》修订前后的变化，我们在附录中将最新《规则》和2012年版《规则》进行了比对，除了将最新《规则》中有改动的重点条款文字进行突出显示外，还将2012年版的条款摘录出来放到当页脚注中；另外，为了更直观地显示修改前后的变化，我们还将两个版本修改前后的条款变化用表格的形式进行了对比呈现，此表格信息可通过扫描封面二维码来查看。

　　本书在编写过程中得到了上海工程技术大学航空运输学院领导的支持和关心，在此表示衷心的感谢。

　　虽然我们竭尽全力，但由于编者水平有限，再加上编写时间比较仓促，书中难免存在一些缺陷和疏漏之处，请各位专家和读者不吝赐教，以便我们今后进一步改进和提高，不胜感激！

编　者

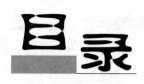

目录

上篇　航空卫生保健

下篇　航空急救

上篇 航空卫生保健

本篇导读

1. 航空医疗保健的发展历程

航空医疗保健是研究人在大气层飞行时,外界环境因素(低压、缺氧、宇宙辐射等)及飞行因素(超重、失重等)对人体生理功能的影响及其防护措施的一门医学学科。

在18世纪至19世纪的一百多年时间里,各国科学家进行了大量的气球载人、载动物的升空试验。当时人们没有认识到高空环境会对人体带来危害,没有采取相应的保护措施,以致在升空中发生了人的冻伤、耳痛、意识丧失甚至死亡等严重事故。此后人们便重视和开展高空环境的研究,逐渐认识到低压、缺氧、低温对人体的危害,这是航空医疗保健的萌芽时期。

飞机的制造和飞行是19世纪末20世纪初实现的。当时飞机的性能较低,航行高度仅2000米,飞行速度也不到每小时500千米。即使这样,也还发生了晕机、着陆事故、飞机碰撞等亟待解决的问题。

第二次世界大战期间,特别是喷气飞机出现后,随着飞机性能的提高,航行高度的增加,速度的增快,以及续航时间的延长,出现了由超重、低压、缺氧、低温等引起的医学问题。这迫使各国投入了大量的人力、物力,用于开展航空医学研究,如对高空减压病、高空缺氧症、航空加速度、航空救生、飞行疲劳以及空勤人员心理素质等问题进行了系统的研究。航空医学作为一门科学开始从理论到实践都逐步趋于成熟。

第二次世界大战后,随着喷气式飞机性能的不断提高和巨型客机的出现,航空医学工作者在解决高空高速飞行、超低空飞行、跨时区飞行以及夜间飞行等航空卫生保障方面做了大量的工作,并取得了显著的成效。20世纪60年代以后,随着计算机技术在航空器上的广泛应用,飞机的座舱布局、信息显示甚至操作系统均经历了深刻的革命。为了适应这一变革,航空医学工作者又在研究解决人机界面和提高空勤人员工作效率(目前的驾驶舱资源管理)等方面做了大量的

— 1 —

工作,并取得了一些显著成效。

我国的航空航天医疗保健事业是在新中国成立之后才开始建立并蓬勃发展的。航空医疗保健起步于20世纪50年代,在高空、重力、温度等因素的生理影响及防护、航空救生、航空工效学方面,以及有关心血管、视觉、前庭等的航空临床医学研究中,皆已取得一系列进展和成果,有的已达到较高学术水平,并对解决重大实际问题做出了贡献。航天医学的探索则始于20世纪60年代,积极创造地面模拟条件,不间断地跟踪国际有关动态,并在航天员选拔、生命保障系统医学要求、模拟失重生理影响、空间运动病发病机理和防治等方面开展研究工作,取得了进展,已为我国载人航天事业的发展奠定了基础。第四军医大学空军医学系、航空医学空军研究所、中国民用航空局民用航空医学研究室、航天医学工程研究所等单位,已成为我国学科门类齐全、实力较强的航空航天医学教学、科研的重要机构。

2. 航空旅行的医疗保健问题

乘飞机旅行可能带来潜在的健康问题或使某些疾病恶化。然而,很少有人因此而被禁止飞行。可能需要禁止飞行的疾病包括:气胸、结核病引起的肺部损害、传染其他乘客的疾病和空气少量的膨胀都能引起组织损伤的情况。

航空医疗保健的问题涉及飞行中气压变化、氧气量减少、湍流、体内生物钟破坏(飞行时差),以及心理或生理紧张等。

(1)气压变化

现代喷气式飞机舱内压力保持在较低的水平,相当于舱外1500~2500米高度的气压。在这种水平,体内某些腔隙中,如肺、内耳、鼻窦和肠道聚积的空气大约要膨胀25%。空气膨胀有时会加重某些病情,如肺气肿、耳咽管阻塞、慢性鼻窦炎等。当飞机因意外,机舱压力降低或是机舱无加压条件(如某些小型飞机)时,这类问题特别严重。

飞机飞行时,耳朵对压力变化一般都有感觉。这是由于内耳与外耳间的压力差增加,引起鼓膜膨出。只要让空气通过耳咽管进出中耳,就能使压力得以平衡。如果感冒了或有过敏性疾病,分泌物和肿胀的黏膜就会阻塞耳咽管,空气逐渐积聚在中耳内产生压力和疼痛(航空性中耳炎),但很少发生耳膜破裂。与此相似,空气聚集在鼻窦内,就会引起面部疼痛(航空性鼻窦炎)。

飞机起飞或下降时,不断地做吞咽动作或打呵欠,可以防止或减轻这些症状。儿童特别容易患航空性中耳炎,在飞机起飞或下降时,可让他们嚼口香糖、吮硬糖或喝饮料;对于婴儿,可给他们喂奶或让他们吸橡皮奶头。

（2）氧压降低

机舱内相对较低的压力也导致氧压降低，引起各种问题。氧水平较低对严重肺部疾患，如肺气肿、囊性纤维变性、心脏衰竭、严重贫血、严重心绞痛、镰状细胞疾病或某些先天性心脏疾病，影响很大。如能给这些病人输氧，可以安全飞行。在心肌梗死后10天至14天，通常就能航空旅行。飞行途中，有呼吸疾患的人，不应吸烟或喝酒，因为吸烟、喝酒能加重缺氧。一般来说，能步行30米或能走上飞机舷梯的人，就能耐受普通机舱飞行，不用吸氧。

（3）湍流

湍流可能引起航空病或外伤。有患航空病倾向的人，服用1片茶苯海明（晕海宁）或用东莨菪药膏贴敷皮肤，就可能有效。但这些药物也可能会引起一些不良反应，特别是老年人更容易引起。而药膏却较少引起不良反应。为了防止外伤，乘客在座位上应系上安全带。

（4）飞行时差

跨越几个时区的高速飞行会引起很多生理和心理紊乱，称为飞行时差（生物钟节律失调）。在启程前，逐渐改变进餐和睡觉的规律，可以减轻生理节律失调。服药时间也需要调整。例如，两次服药间隔的时间应按实际过去的时间计算，如每8小时，而不是按当地时间计算。用长效胰岛素的糖尿病患者，应在几天内按时区的改变逐步调整胰岛素的使用规律，直到患者能适应新时区的食物和活动变化为止。在动身前，患者应与医生一起制定服药与饮食的计划表并带上血糖水平测量仪。

（5）心理紧张

惧怕飞行和有幽闭恐惧症的人，飞行时可能会感到恐惧。催眠术和行为改变心理疗法对有些人可能有用。在飞行前和飞行中，服用镇静剂可以减轻恐惧心理。

在飞行中，某些精神病人的异常行为可能会加重。因此，对有暴力或不可预见行为倾向的精神病人，必须有护理人员陪伴，而且在飞行前要给他们服用镇静药。

（6）其他预防措施

心脏起搏器和金属人造假肢、牙托或骨髓针都可能触发机场安全检查的金属探测器，但新式的起搏器可以不受这种探测器的干扰。为了避免安检时的误会，有这类装置的人，应携带医生说明情况的证明文件。

长时间保持坐姿的人，形成下肢血栓的危险增加。孕妇和血液循环不良的人尤其危险。每隔1~2小时在机舱内走动一会儿或坐着做一些收缩、放松腿部肌肉的活动，有助于保持血流通畅。

由于机舱里湿度低(约为5%),可引起脱水,应多喝水,避免饮酒,因为饮酒会使脱水更严重。戴隐形眼镜的人,应经常用人工泪液润湿镜片,减少空气干燥的影响。

特殊饮食,包括低盐、低脂和糖尿病人的饮食,需要事先要求航空公司准备。

旅行者应把必备药品放在随身携带的手提袋内,而不要放在托运行李中,以便在行李遗失、被盗或误点时,也能正常治疗。药物应放在原有的包装中。如果旅行时必须携带麻醉药品、大量的某一种药品或注射器时,应有医生证明,以免被安检或海关人员扣押。旅行者最好携带自己的病历摘要,包括心电图结果,以备发病时使用。可能有潜在意识丧失的人,如癫痫病人,应戴有医务标志身份证明的手镯或项圈。

正常妊娠在8个月内,都可以乘飞机旅行。高危险妊娠孕妇,应与她们的医生讨论旅行计划,经同意后方能旅行。妊娠9个月时航空旅行,需要在出发前72小时内经医生证明才能登机,并要注明预产期。安全带应系在股部,不要横跨腹部,以免损伤子宫。

出生7天以内的婴儿,不准乘飞机。患先天性心脏病或肺部疾病、贫血病等慢性疾病的儿童乘飞机时,注意事项与成人相同。空中旅行没有年龄的上限。

航空公司为适应残疾人需要,提供很多服务。在营运航班上,可提供轮椅、担架和急救服务。如有经训练的医护人员陪同,有的还可以接纳需要携带特殊医疗设备,如静脉输液、机械式呼吸器等的患者,但至少应在飞行前72小时商定。

3. 航空医疗保健的重要作用

航空医疗保健对空勤人员健康的保障以及对航空活动的重要性不言而喻。作为一名未来的飞行员,必须要了解自己的身体在什么情况下适合飞行,在什么情况下不适合飞行,否则将会对自身的身体健康造成损害,甚至将会对飞行安全构成严重的威胁;即使身体健康状况无可挑剔,仍然应该了解人体的功能在飞行环境中的局限性,同时还必须遵守那些用鲜血写成的与飞行活动有关的医学法规或条例。作为一名未来的空中乘务员,要了解人的身体在什么情况下适合飞行,在什么情况下不适合飞行,对于保障自己和乘客的身体健康不受飞行环境中有害因素的损害具有重要的意义。另外,空中空勤人员的一项重要职责就是,当机上乘客需要紧急医疗服务时能够充当第一救护人,所以掌握一些基本的空中救护常识,对于挽救病危旅客的生命具有重要的意义,对于避免飞机因机上乘客的病情返航或迫降而给航空公司带来巨大经济损失,同样具有重要的意义。

第一章

航空生理基础知识

● 课前导读 ●

　　本章首先介绍与航空飞行关系密切的大气环境的基本情况，了解与飞行相关的各大气圈层的主要特点，并掌握大气成分及压力分布等基本知识，然后从六个主要方面介绍航空飞行对人体的影响。通过本章的学习，初步了解航空飞行对人体的影响，为后面内容的学习奠定基础。

教学目标

　　通过本章的学习，应了解和掌握以下主要内容：

　　知识目标

　　1. 大气圈层结构：了解并掌握大气层的主要结构，掌握各大气圈层的主要特点，了解各主要圈层对航空飞行的影响。

　　2. 大气的成分及压力分布：了解大气的主要成分，掌握大气的压力分布情况及对航空飞行的影响。

　　3. 航空飞行对人体的影响：掌握在航空飞行中高空缺氧、高空低气压、低气温、加速度、噪声、震动和高速对人体产生的影响。

　　技能目标

　　初步了解一些避免航空飞行对人体产生不利影响的方法。

第一节　大气环境

一、大气层的结构

大气层,是指包围在地球表面并随地球旋转的空气层。它不仅是维持生物生命所必需的,而且参与地球表面的各种活动,如水循环、化学和物理风化、陆地上和海洋中的光合作用等。

地表大气平均压力为 1 个标准大气压,相当于每平方厘米地球表面包围 1034 克空气。地球表面积约为 5.1 亿平方公里,所以大气总质量约 $5.2×10^{15}$ 吨,相当于地球质量的 6~10 倍。大气随高度的增加而逐渐稀薄,50%的质量集中在 30 千米以下的范围内。高度 100 千米以上,空气的质量仅是整个大气圈质量的 1ppm(百万分之一)。

大气层的底界为地球表面或海平面,顶界的高度大约为 5000 千米。按气温垂直分布对大气分层(热分层),可以分为以下几层:对流层、平流层、中间层、暖层、散逸层。根据大气层粒子的密集程度,可将其分为内圈大气和外圈大气。内圈大气,是指由地球表面到 700 千米高度的空间范围,主要由对流层、平流层和暖层(电离层)三层组成;外圈大气,是指从地球表面 700 千米高度到 5000 千米高度的空间范围,又叫散逸层,是由地球空间向宇宙空间过渡的大气圈。如图 1-1 所示。飞行活动的高度范围主要在对流层和平流层中进行,其中各种与地球表面不同的因素,如缺氧、空气压力降低、温度降低和辐射等,对人体健康都会产生不良的影响。

(一)对流层

对流层是大气的最底层,其厚度随纬度和季节而变化。在赤道附近厚度为 16~18 千米,在中纬度地区为 10~12 千米,两极附近为 8~9 千米。夏季较厚,冬季较薄。

对流层中,气温随高度升高而降低,平均每上升 100 米,气温约降低 0.65℃。由于受地表影响较大,气象要素(气温、湿度等)的水平分布不均匀。空气有规则的垂直运动和无规则的乱流混合都相当强烈。上下层水汽、尘埃、热量发生交换混合。由于 90%以上的水汽集中在对流层中,所以云、雾、雨、雪等众多天气现象都发生在对流层。

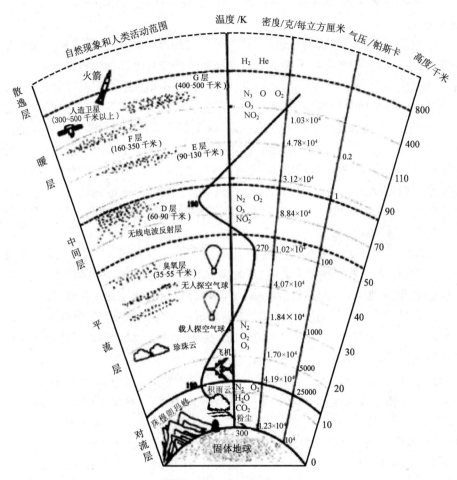

图1-1 大气的分层

（二）平流层

平流层位于从对流层顶到约50千米高度的大气层。平流层内,温度随高度上升而增高,下半部随高度变化较小,上半部则增高得快。这种温度随高度上升而增高的特征,是由于大气中的臭氧主要集中在这一层,即臭氧对太阳紫外线辐射强烈的吸收而造成的。层内水汽和尘埃等很少,很少有云出现。平流层内气压和密度随高度的变化比对流层内缓慢。夏季,中纬度地区的平流层下部盛行西风,风速随高度减小;到22～25千米,渐次转为东风,风速随高度加快。冬季的情况较复杂。平流层内空气大多做水平运动,对流十分微弱。

大气污染物进入平流层后能长期存在。因此,保护平流层环境不受污染,具有重要意义。

平流层一方面受地表的热辐射很少,另一方面却又较多地受到来自太阳短波紫外线的影响,使本层内不断地进行着臭氧的形成与破坏的强烈的化学反应,并在此反应过程中释放出热量,使周围空气升温。根据该层的温度变化特点,平流层从内向外又可分为等温层、暖层和上部混合层三层。在等温层中,很少有空气湍流,暖层中的垂直对流也不强。所以,除上部混合层外,平流层的空气基本上都是呈水平方向流动的,本层的名称便由此而来。由于平流层水蒸气极少,通常没有云、雨、雾、雪等天气现象,对飞行有利。另外,由于平流层的空气基本上呈水平方向流动,所以在该层飞行几乎使以前常见的晕机病成为历史。但是,由于平流层的空气稀薄,阻力小,不利于飞机性能的发挥,并且对机上乘员的生命安全也有潜在的威胁。

对地球生命至关重要的臭氧层就在平流层内。臭氧量从对流层顶开始增加,至22~25千米处达到极大值,然后减少,到平流层顶就微乎其微了。平流层温度的上升,主要是由于臭氧层的臭氧吸收来自太阳的紫外线,同时以热的形式释放出大量的能量。平流层内垂直对流运动很小,多为平流运动,没有对流层中的那种云、雨等天气现象,尘埃也很少,大气透明度好。因此,平流层是现代超音速飞机飞行的理想场所。

臭氧在大气中自然存在,其分子由3个氧原子构成。在平流层下部,由于太阳紫外线作用于大气中的氧分子,使该层中不断地进行着臭氧的形成与破坏。从12千米的高度开始,臭氧的浓度迅速升高,但大部分集中在25~45千米的高度范围,称为臭氧层,其中又以30千米附近的浓度最高,可达8~12ppm(人类嗅出臭氧气味的阈值浓度为0.01ppm)。臭氧本身的毒性很大,即使浓度很低,如果吸入的话,也会损伤我们呼吸道和肺部柔弱的黏膜;如果人们暴露在较高浓度的臭氧环境中,还可引起肺水肿。不过,大气层中的臭氧层又可以阻挡来自太阳的紫外线,使地球表面的生物免受其伤害。

臭氧对机上乘员身体健康的影响程度究竟有多大?在12千米高度以下很少有臭氧存在,在此高度或以下飞行的飞机,机上乘员基本上不受臭氧的影响。由于臭氧的浓度在平流层下部和极地上空较高,所以,对于商用喷气式飞机,特别是在极地上空和高空飞行时,臭氧对机上乘员可能会产生一些影响。但以前人们对此有过高的估计,如在早先的协和号飞机上都装有催化过滤器以除去机舱内的臭氧,后来发现,飞机外面的空气被吸入发动机并加以压缩,在此过程中空气被加热,臭氧也被分解为正常的氧气,因此,舱内臭氧浓度并不高,只好又把催化过滤器拆掉了。实际上,在臭氧浓度较高的高空,巡航飞机的发动机都具有较高的压缩比,能把进入压缩机的空气加热至较高的温度,所以,飞机座舱内臭氧的浓度很少超过 0.1~0.2ppm。飞机在刚刚下降时,油门被关上,空气被压缩的程度和被加热的程度均明显降低,此时座舱中可能承受 10 分钟左右浓度达 0.2~0.5ppm 的臭氧,但很快飞机又下降到了臭氧层以下,所以实际危害也不大。美国政府工业卫生委员会所建议的臭氧最大允许浓度为 0.1ppm,这一数值是根据人暴露于工业环境中连续 40 小时(每周 5 个工作日)的条件提出的。因此,对于一般超音速飞机的机组成员或机上乘客来说,尽管超出了上述浓度标准,但时间却远远短于上述标准,所以也应该是安全的。但是,如果将此规定应用于飞越臭氧浓度较高的极地航线上的飞机,则这种飞机应该安装臭氧过滤器。

飞机一般不在中间层、暖层和散逸层飞行,所以在此就不做具体介绍了。

二、大气的成分

大气在没有污染的情况下,是透明、无色、无味、无臭的。大气由许多种气体组成,其中所包含的氧气对于人类的生存最为重要。大气处在不停的运动之中,我们所感到的风就是空气运动的表征。空气可以传递声波,帮助人类进行语言交流。大气的存在,还可以阻止有害于人类健康的辐射线进入人类居住的环境,保护人类的正常生活和世代繁衍。

大气主要是由氮气和氧气组成的混合气体,并含有少量的二氧化碳和氦、氖、氩、氪、氙等其他惰性气体,它们是大气的固定组成成分。在干燥的空气中,氮气约为 78%,氧气约为 21%,其他成分约为 1%。在一定高度范围内,由于大气内部的混合作用以及自然物质的循环作用,大气中主要气体的容积百分比保持相对稳定。例如,在 30 千米的高空,氧气和氮气的比例仍保持为 1∶4,与海平面相近。如果再往上增加高度,由于空气的垂直运动减少,大气出现了重心性分离,此时大分子气体下沉,小分子气体上浮。当高度达到电离层范围时,大气的化学组成也发生了显著的变化。例如,在平流层以下,氧是以分子形式存在的;当达到电离层时,氧分子开始被解离成氧原子,以原子形式存在;当高度在 100 千米以上时,几乎所有的氧分子均被解离成氧原子或氧离子;在 400 千米高度以上时,氮分子也大部分被解离为原子状态。

除以上固定成分外,大气中还有一些非固定成分,如水蒸气、臭氧、尘埃、植物孢子以及微生物(如细菌)等。它们的含量不固定,且常常只局限在某一特定的高层范围,如水蒸气绝大部分存在于 7000 米以下的大气中,含量为 1%~5%。

大气成分的变化对机上乘员的影响值得一提。在商用飞机的巡航高度范围内，其固定成分是保持稳定不变的，但水蒸气的含量却存在着较大的差异。当飞机的巡航高度较低时，空气暖和，水蒸气的含量也高；当巡航高度增加时，由于空气温度下降，空气中的水蒸气就难以全部继续以气体的形式存在，多余的水蒸气便会凝结成肉眼可见的小水珠而形成云或雾；在特别高的高空，空气非常寒冷（约零下50℃），水蒸气的含量很低，而飞机是利用外界的空气直接加压的，并未加湿，结果会使机舱内经过加压、加热的空气也很干燥。所以，机上乘员在离空飞行时，要比他们在海平面湿度较大的空气中经肺和皮肤丢失更多的水分，也就是说，我们要考虑到高空飞行时脱水的问题。如果机上乘员在飞行前或飞行中已经充分饮水（或饮料），就不会患脱水症；但是，如果他们在飞行前就已经脱水，那么情况就会更加恶化。因此，对于患有胃肠炎（腹泻和呕吐）的儿童和为了避免飞行中上厕所而不喝水的截瘫病人而言，飞行是最危险的。此外，乘员在飞行前或飞行时饮酒，也会加重高空飞行时的脱水症状，因为酒精可使肾脏排出更多的水分。虽然高空飞行时，干燥造成脱水的主观感觉可能相当明显，但正常人只不过是部分的黏膜局部干燥而已，并无大碍。为了减轻这种主观的不适，最简单的处理办法是多饮些水。

三、大气层的压力分布

环绕着地球表面的大气存在着两种相互对抗的力量：一种是气体分子本身的动能，它使分子之间相互排斥；另一种是地球质量所产生的地心引力，这种引力与距离的平方成反比。随着高度的增加，这两种力量综合作用的结果是，使大气的密度不断减少，从而导致大气压力随高度的增加而呈指数曲线下降。

大气压力一般随高度的增加而减少，其大致的规律是：高度每升高5500米，大气的压力减少到原来的一半。大气压力随着飞行高度增高而下降的特点对人体健康的影响主要是，使体内各空腔器官内的气体膨胀以及由此所带来的一系列后果，如高空胃肠胀气和航空性中耳炎等。大气压力与海拔高度关系曲线在低空段较陡。例如，从2000米高度下降到海平面时，会产生150毫米汞柱（mmHg）的压力差；而在高空，同样是下降2000米，其产生的压力差却很小。因此，在实际飞行中，常常是在飞机下降到较低高度时才发生气压损伤性疾病，甚至在增压舱处于正常压力变化时也能引起气压损伤性疾病。

第二节　航空飞行对人体的影响

一、高空缺氧对人体的影响

高空缺氧又称低压性缺氧,是指人体暴露于高空低气压环境里,由于氧气含量少而导致的生理机能障碍。缺氧与高度有着密切的关系。随着飞行高度的增加,大气压下降,大气中的含氧量下降。多数人在4000米高度以上就会出现缺氧症状,到5000米会轻度缺氧,6000米以上会严重缺氧。突然升到8000米时,人的工作能力一般最多能保持4分钟(有效意识时间);在1万米的高度保持约1分钟;升到1.4万米时,只能维持12~15秒。

高空缺氧以暴发性高空缺氧和急性高空缺氧为多见。爆发性高空缺氧,是指发展非常迅速、程度极为严重的高空缺氧,常在气密座舱迅速减压、座舱增压系统失灵、呼吸供氧突然中断等情况下发生。人体突然暴露于稀薄空气,出现氧的反向弥散(肺泡氧分压迅速降低,形成混合静脉血中的氧向肺泡中弥散),身体代偿机能来不及发挥作用,突然发生意识丧失。

急性高空缺氧,是指在数分钟到几小时内人体暴露在低气压环境中引起的缺氧,多见于舱压降低和供氧不足。症状随高度和暴露时间而异,如头昏、视力模糊、情绪反应异常等。情绪反应异常常会使飞行员丧失及时采取措施的时机。根据人体在各高度上吸空气和吸纯氧的生理等值高度上发生的缺氧反应对工作能力的影响,分为轻度、中度、重度。

高空缺氧对人体的神经、心血管、呼吸、消化等系统均有不同程度的影响,其中对中枢神经的影响尤为明显。在人体组织中,大脑皮层对缺氧的敏感度极高,氧气供应不足,首先影响大脑皮层,此时人会出现精神不振、反应迟钝、想睡觉等症状,定向力、理解力、记忆力、判断力减弱,注意力也不能很好地分配和转移;也有的人在缺氧开始时,会出现类似轻度醉酒的欢快症状,表现为兴奋、多话、自觉愉快等;随着缺氧程度的加重,高级神经活动障碍便越来越明显,最终可导致意识丧失。

氧气供应不足时,人体通过呼吸加快、加深,心跳增快,心搏每分钟的输出量增多,血中红细胞增加等一系列代偿作用,借以克服和减轻缺氧对身体的影响。但是,这种代偿作用是有一定限度的,而且与人的体质强弱和高空耐力有很大关系。一般来讲,在4000米以上时,体内的代偿功能不足以补偿供氧不足的影响,就会出现各种缺氧症状。

缺氧对消化系统的影响是,使胃液分泌减少,胃肠蠕动减弱,因此,食物的消化不能像在地面上那样容易。缺氧还会影响视觉功能,一般当上升到1500米高度时,视觉功能开始下降,特别是在夜间低照度下飞行,影响就更加明显。

据实验证明,在1200米高度,飞行员夜间视力会下降5%,1800米下降10%,3000米下降20%,4800米下降40%,且随着高度的增加缺氧加剧,夜间视力障碍明显。

二、高空低气压对人体的影响

在一定范围内,高度越高,空气压力越小。例如,在5700米的高度,大气压只有地面空气压力的一半;1万米的高度,大气压约为地面的1/4。气压变低会对人体产生多种影响。低气压对人体的影响,主要表现为缺氧、减压病和胃肠胀气。

1. 缺氧

物理学指出,混合气体中气体的分压力与混合气体中该气体的含氧百分比有关。据此,大气中氧分压可用下式计算:

$$PO_2 = P_H \times (O_2/100)$$

式中:PO_2——大气中的氧分压(帕斯卡)

P_H——在高度H上的大气压力(帕斯卡)

O_2——大气中氧气的含量(体积百分比)

显然,随着高度增加,由于大气压力下降,大气中和肺泡空气中氧分压相应地随之下降。

由于肺泡空气中氧分压减少,单位时间内肺泡输送给血液的氧气便减少,引起动脉血液氧分压下降,这样氧气由血液输送给组织的速度和数量减少,这就造成对组织供氧不足而发生高空缺氧。

生理学研究指出,在4000米高度以下,人体对氧分压降低是能补偿的;而在4000米以上,人呼吸大气空气已不能维持正常工作,出现不同程度的缺氧症状。

2. 减压病

环境空气压力的急速改变,可以使人体的封闭腔和半封闭腔内造成压差,从而使中耳及肠胃内产生疼痛的感觉。当高度超过8000米时,会感到关节、肌肉疼痛,这是由于氮分压下降,肌体内的一部分氮气开始以气泡形式排出,压迫了肌肉、骨骼、脂肪组织的神经末梢,从而引起疼痛的感觉。

此外,人体内含有70%的水分,而水的沸点随外界大气压降低而降低。外界大气压力为6.266千帕时,水的沸点为37℃。当人体上升到19千米的高空(相当于外界大气压力为6.266千帕)时,由血液开始一切体液都发生汽化或产生气泡,从而产生水肿出血现象,这种现象叫作"体液沸腾"。这就如打开汽水瓶盖,气泡从水中冒出来的道理一样。气泡堵塞血管或压迫神经而产生一些特殊的症状,这就是所谓的"高空气体栓塞症"或称"减压病"。大气压力的变化,还可以对人体产生一些其他影响。如当你驾驶飞机由高空返回地面时,由于气压的逐渐增高产生"压耳朵""压鼻子"的现象,以致发生"航空性中耳炎"及"航空性鼻窦炎"。轻时,感到耳胀、耳痛、耳鸣、听力减退;严重时,可引起鼓膜破裂和中耳充血,出现头痛、眼胀、流泪、流涕或鼻出血等。

3. 胃肠胀气

气压降低可以使人的胃肠胀气。通常情况下,人体胃肠道内约含有1000毫升气体,这些气体80%是吞咽进去的,20%是食物在消化过程中产生的。波义耳定律告诉我们:当温度保持一定时,气体的体积随着压力的降低而增大。飞行高度越高,大气压越低,人体胃肠内的气体膨胀就越明显。如在5000米高度时大约膨胀两倍;在1万米就可膨大4~5倍。当然,在气体膨胀时,人体可以不断地向外排出,但若胃肠功能不好或气体太多一时难以排出时,就会发生胃肠胀气,使胃肠壁扩张,产生腹胀、腹痛;严重时,可出现面色苍白,出冷汗,呼吸表浅,脉搏减弱,血压降低等症状。

三、低气温对人体的影响

气温每时每刻都在影响人们的生活、工作及一切活动。气温低,会消耗体内细胞的储备。气温下降,在低温环境中,人体为了保持肌体的热量平衡,组织代谢加强,氧气的需要量增加。如果不能满足以上条件,则人体就会消耗体内细胞的储备,人体组织还会发生一些不良的反应。

气温很低,人体血管容易变硬变脆。气温低,还会影响人体对营养的吸收。根据联合国粮农组织的热量需求委员会调查,当外界气温比标准气温低10℃(温带地区的年平均气温)而每升高10℃时,人体对热量的摄取量要增加5%。由此可见,人体对营养的摄取量与气温关系很大。此外,气温的高低还影响到人体对维生素、食盐的摄取量。

在对流层,随着高度的增加,温度逐渐降低,平均每上升 100 米,气温下降 0.65℃。当地面温度为 25℃时,在 5000 米的高空,气温为-7.5℃;在 1 万米的高空,温度则低到-40℃;而在 1.1 万~2.5 万米的平流层,气温则恒定在 -56.5℃。现代飞机多在对流层和平流层活动,外面气温一般在-55℃~ -40℃。低温给飞行带来一定的影响,即使有加温设备的座舱,时间长也可使座舱内温度不均匀。低温会妨碍飞行人员的工作,寒冷可使手脚麻木,甚至疼痛和肢体寒战,影响动作的准确性,严重时还可发生冻伤。此外,低温会使飞行人员的热量消耗很大。因此,空勤人员应多吃高蛋白的食物以及豆类食品,及时补充人体所需。

四、加速度对人体的作用和影响

做机械运动的物体,如果按物体运动速度的变化情况来划分,可分为匀速运动和变速运动。人处于匀速运动状态时,是无感觉的,而且匀速运动的速度对人体也不产生任何不良影响。例如,地球基本是在匀速运动中(赤道上的自转速度为 463 米/秒,地球平均公转速度为 2.98 万米/秒),人类生存在地球上,感觉不到地球的运动。但是,人处于变速运动状态时,身体则会受到速度变化的影响。

物体速度变化的快慢,用加速度描述。加速度,是指速度的变化量同发生这种变化作用的时间的比值,单位为 m/s^2。人在身体直立时能忍受(不受伤害)向上的加速度为重力加速度($g = 9.8 m/s^2$)的 18 倍,向下为 13 倍,横向则为 50 倍以上;如果加速度值超过这一数值,会造成皮肉青肿、骨折、器官破裂、脑震荡等损伤。在飞行活动中,飞行人员经常处在加速度环境中,所以受加速度影响也就比较明显。

人在座位上能耐受的加速度极限见表 1-1。人经常处于变速运动状态,尤其是现代交通工具的速度不断提高,使人经常受到加速度的作用。人在短时间内受到的加速度作用值和延续时间见表 1-2。

表 1-1　人在座位上能耐受的加速度极限表

运动方向	最大加速度(g)	时间限制(s)
后	45	0.1
前	35	0.1
上	18	0.04
下	10	0.1

表 1-2　人在短时间内受到的加速度作用值和延续时间表

运动工具	运动状态	加速度(g)	持续时间(s)
电梯	快速升降	0.1~0.2	1~5
	舒适极限	0.3	
	紧急降落	2.5	
公共汽车	正常加速减速	0.1~0.2	5
	紧急刹车	0.4	2.5
飞机	起飞	0.5	>10
	弹射起飞	2.5~6	1.5
	坠落(不伤人)	20~100	

五、噪声对人体的影响

噪声级为 30~40 分贝,是比较安静的正常环境;超过 50 分贝,就会影响睡眠和休息。由于休息不足,疲劳不能消除,正常生理功能会受到一定的影响。噪声在 70 分贝以上,就会干扰谈话,造成心烦意乱,精神不集中,影响工作效率,甚至发生事故。长期工作或生活在 90 分贝以上的噪声环境,会严重影响听力和导致其他疾病的发生。

听力损伤有急性和慢性之分。接触较强噪声,会出现耳鸣、听力下降,但只要时间不长,一旦离开噪声环境后,很快就能恢复正常,这就是所谓的听觉适应。如果接触强噪声的时间较长,听力下降比较明显,则离开噪声环境后,就需要几小时,甚至十几小时到二十几小时的时间,才能恢复正常,这就是所谓的听觉疲劳。这种暂时性的听力下降仍属于生理范围,但可能发展成噪声性耳聋。如果继续接触强噪声,听觉疲劳不能得到恢复,听力持续下降,就会造成噪声性听力损失,发生病理性改变。这种症状在早期表现为高频段听力下降。但在这个阶段,患者主观上并无异常感觉,语言听力也无影响,我们将这种现象称为听力损伤。病程如进一步发展,听力曲线将继续下降,听力下降平均超过 25 分贝时,将出现语言听力异常,主观上感觉会话有困难,我们将这种现象称为噪声性耳聋。此外,强大的声爆,如爆炸声和枪炮声,会造成急性爆震性耳聋,出现鼓膜破裂,中耳小听骨错位,韧带撕裂,出血,听力部分或完全丧失等症状。主观症状有耳痛、眩晕、头痛、恶心及呕吐等。

噪声除损害听觉外,也影响其他系统。噪声对神经系统的影响表现为,以头痛和睡眠障碍为主的神经衰弱症状群,脑电图有改变(如节律改变、波幅低、指数下降),自主神经功能紊乱等。对心血管系统的影响表现为血压不稳(大多数增高)、心率加快、心电图有改变(窦性心律不齐、缺血型改变)等。对胃肠系统的影响表现为胃液分泌减少、蠕动减慢、食欲下降等。对内分泌系统的影响表现为甲状腺功能亢进、肾上腺皮质功能增强、性机能紊乱、月经失调等。

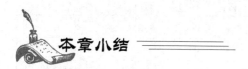

本章小结

本章主要介绍了大气环境和航空飞行对人体的影响。通过本章的学习,使相关空勤人员初步了解航空飞行与人体生理健康的相互关系,为学好后面的内容打下基础。

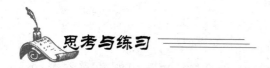

思考与练习

1. 对流层和平流层有哪些特点?

2. 大气成分的变化对机上乘员有何影响?

3. 大气压力随高度增加而变化的规律是什么? 这种变化对人体健康有何影响?

4. 航空飞行会对人体产生哪些影响?

第二章

航空飞行常见疾病的病因及预防

● 课前导读 ●

　　本章主要介绍在航空飞行中常见的高空缺氧症、高空减压病、高空胃肠胀气、晕机病及航空性中耳炎五种病症的发病机理、影响因素、对空勤人员的影响及预防措施。

教学目标

　　通过本章的学习,应了解和掌握以下主要内容:

知识目标

　　1. 高空缺氧症:了解并掌握高空缺氧症的发病机理、影响因素以及对飞行人员产生的影响。

　　2. 高空减压病:了解并掌握高空减压病的发病机理、影响因素以及对飞行人员产生的影响。

　　3. 高空胃肠胀气:了解并掌握高空胃肠胀气的发病机理、影响因素以及对飞行人员产生的影响。

　　4. 晕机病:了解并掌握晕机病的发病机理、影响因素以及对飞行人员产生的影响。

　　5. 航空性中耳炎:了解并掌握航空性中耳炎的发病机理、影响因素以及对飞行人员产生的影响。

技能目标

　　掌握在实际工作中如何有效地预防和避免上述五种疾病发生的知识与方法。

第一节　高空症的病因分析及防治

由于航空环境与人们早已适应的地面环境有较大差别,特别是高空大气中氧含量减少、大气压力降低,震动和加速度等不良因素的存在,致使我们的空勤人员有可能罹患如高空缺氧症、高空减压病、高空胃肠胀气和航空性中耳炎等航空活动中特有的疾病。

一、高空缺氧症

氧气乃是生命物质赖以保持正常功能所必需的最重要的物质之一。氧气量和分子浓度供应不足(缺氧)几乎会引起大多数生物功能的超速衰退,并可造成死亡。人对缺氧的影响极为敏感并易受其损害。例如,高度上升到2700米高空时,大气中氧分子的浓度(分压)减低25%,即可造成智力的明显损害;当突然上升到1.67万米时,肺内气体的氧分压减低到地面值的10%,10秒钟内即引起意识丧失,4~6分钟可造成死亡。

一般认为,飞行时对人威胁最严重的是,上升至高空引起的氧分压降低。当因氧气装备和座舱加压系统发生故障而使人们不得不在高空呼吸空气时,往往可迅速导致人的失能,甚至死亡。过去,缺氧曾造成过重大的机毁人亡事故。第二次世界大战至今,许多飞行人员在飞行中死于缺氧,更多的飞行员完成任务的能力因缺氧而受到损害。如今虽然座舱加压和供氧系统的性能和可靠性有了改进,从而大大降低了因缺氧造成的事故概率,但对此仍应保持高度的警惕。

(一)人体内气体运动的规律

1. 气体的分压

在任何一种混合气体中,其气体的总压力等于各个组成气体的压力之和,每一组气体的压力称为该气体的分压,分压值的大小取决于一定体积的气体所含的该种气体分子数量的多少。空气是一种混合气体,其主要固定成分为氮气和氧气两种气体。因此,干燥空气的压力等于这两种气体的分压之和。当干燥的空气被人体吸入呼吸道以后,会受到体温的加热,并迅速被水蒸气饱和。这时水蒸气也提供一定的分压。所以呼吸道内的空气是由氧气、氮气和水蒸气三种气体组成的混合气体,其总压力等于这三种气体的分压之和。每一种气体的分压可以根据该气体在混合气体中所占容积百分比乘以总压力求得,当体温为 37℃ 时,呼吸道内水蒸气的分压值为 47 毫米汞柱(6.3 千帕)。

在人体肺部和组织内进行的氧气和二氧化碳的交换,是通过物理弥散过程来完成的,这种弥散运动的趋向,取决于氧气和二氧化碳分压的高低,即由高分压部位向低分压部位弥散,而与它们的相对浓度无关。在飞行过程中,一旦座舱密闭,或上升到一定高度(考虑到飞机的制造成本和飞机本身的重量等因素,飞机的座舱并非完全密闭,因此机舱内空气的压力总是低于海平面大气压力),人体即使吸入纯氧,但由于低气压环境导致氧分压降低,同样也有可能发生缺氧。

2. 气体的溶解和弥散

气体溶解于液体中所具有的分压称为张力。当气体与液体相接触时,一方面气体分子不断地进入液相而呈溶解状态,另一方面已溶解于液体中的气体分子也可离开液体表面而重新回到气体中去。当两者达到平衡时,就是溶解气体自液体内部向液体表面所施加的压力(张力),等于气相中气体分子由外部向液体表面所弥散的张力。气体在液体中溶解的数量与温度和该气体的分压有关,当温度一定时,气体在液体中溶解的数量与该气体的分压成正比,其比例系数即是溶解度系数,其关系如下:

溶解气体的数量(毫升/100 毫升)= 气体的分压×溶解度系数

溶解度系数表示气体的溶解度。二氧化碳在血浆中的溶解度系数为 51.5,而氧气在血浆中的溶解度系数为 2.14,故二氧化碳的分压虽然不高,但溶解的量却较多;反之,如果气体溶解度系数很小,即使其分压很高,也不能溶解大量的气体。

气体分子能够穿过多层生物膜的屏障,在人体内的气相与液相之间不断地进行弥散。气体弥散的方向由不同部位间气体分压差值(压力梯度)所决定。毛细血管内的氧气需穿过毛细血管壁、组织间液、细胞膜、细胞液才能到达线粒体内进行生物氧化作用。所以,只有在毛细血管和线粒体之间维持足够的氧分压梯度,氧气才能到达线粒体内。

3. 氧合血红蛋白解离曲线

血红蛋白结合氧气数量的多少,取决于氧分压值。表示血红蛋白结合的氧量与氧分压值关系的曲线,称为氧合血红蛋白解离曲线,简称氧解离曲线。

当血红蛋白含量为 15 克/100 毫升血液、pH＝7.4。二氧化碳分压为 40 毫米汞柱(5.2 千帕)、37℃体温条件下,测得的氧合血红蛋白解离曲线如图 2-1 实线所示。血氧分压与血氧饱和度之间的关系呈 S 形曲线关系。当氧分压为 100 毫米汞柱(13.3 千帕)时,血氧饱和度为 97.5%左右;在氧分压超过 100 毫米汞柱(13.3 千帕)时,血氧饱和度的增长已很缓慢;在 250 毫米汞柱(32.5 千帕)时,达到完全饱和。所以,在海平面条件下,人体即使吸入纯氧,其血氧饱和度较呼吸空气时也仅略有增加。

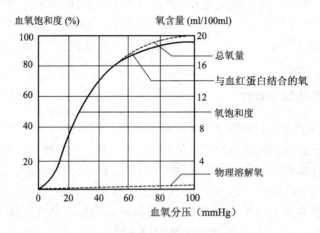

图 2-1　氧合血红蛋白解离曲线

S 形的氧合血红蛋白解离曲线显示:上段较平坦,即在 70~100 毫米汞柱(9.3~13.3 千帕)范围接近一条直线,表明在此范围内即使肺泡气氧分压有较大幅度的下降,血红蛋白仍能结合足够的氧,从而保证人体对轻度高空缺氧有一定的代偿能力;曲线的中间部分,即在 10~40 毫米汞柱(1.3~5.2 千帕)范围坡度较陡,此时氧分压稍有变化,即可引起血氧饱和度较大改变,在海平面呼吸空气的条件下,组织的氧分压就在此范围内,所以这种特性不仅有利于向组织释放所需要的氧,而且还有稳定组织氧分压的作用。

4. 氧气在血液中的运输

氧气和二氧化碳在血液中都是以物理溶解和化学结合两种形式存在的。通常情况下,氧气和二氧化碳在血液中溶解的数量都很少。如在海平面条件下,当肺泡气氧分压为 100 毫米汞柱(13 千帕)时,每 100 毫升动脉血中只能溶解 0.3毫升氧气,这样低的氧含量远远不能满足人体代谢的需要。事实上,在血液中绝大部分氧是以化学结合方式存在并被输送到组织,再进行气体弥散运动的。呼吸气体在血液中的含量见表 2-1。

表 2-1 血液中呼吸气体的含量(ml/100ml 血液)

气 体	化学结合		物理溶解	
	动脉血	混合静脉血	动脉血	混合静脉血
氧 气	20.0	15.0	0.30	0.12
二氧化碳	46.6	50.0	2.62	3.00
氮 气	0.0	0.0	0.98	0.98

血红蛋白是血液中储存和携带氧气的运输工具。在肺毛细血管,由于血液氧分压较高,血红蛋白与氧分子结合生成氧合血红蛋白;在组织毛细血管,由于血液中溶解的氧分子不断向组织细胞弥散,从而引起血氧分压降低,此时氧合血红蛋白中的结合氧被陆续地释放出来,以补充血液中溶解氧的数量,维持毛细血管血液氧分压的水平,保证不断向组织弥散氧。

5. 血液中二氧化碳的运输

二氧化碳在血液中的运输形式主要有物理溶解的二氧化碳、碳酸、氨基甲酸化合物和重碳酸盐四种形式。其中,重碳酸盐为二氧化碳的主要运输形式,占65%;其次为氨基甲酸化合物,约占30%。

人体组织细胞在代谢过程中所产生的二氧化碳经弥散溶解在血液中,并可水化成碳酸,这个过程在血浆中进行得很缓慢。但在红细胞中,由于有催化剂碳酸酐酶的存在,水化过程被大大加速。所以,在红细胞中大量形成碳酸,进而非常迅速地解离成重碳酸盐和氢离子,所解离的重碳酸盐离子再重新返回到血浆中,而氢离子则主要在红细胞内被血红蛋白所缓冲。当静脉血流经肺部毛细血管时,血液中的重碳酸盐离子(化学结合状态的二氧化碳)又转变为溶解状态的二氧化碳,最后弥散入肺泡而排出体外。

(二)缺氧的分类

根据主要病因,组织缺氧可分为以下四种不同类型。

1. 缺氧性缺氧

缺氧性缺氧是由于动脉血中氧张力不足,从而造成毛细血管血液中氧张力不足所致。既可由于吸入气中氧分压偏低(如高空暴露),也可能由于外呼吸功能障碍(如暴露在持续高加速度中或因慢性气管炎和肺气肿等)所致,是航空飞行中最常见的缺氧形式。

2. 贫血性缺氧

贫血性缺氧是由于血液摄取氧能力减低而引起的。因此,当血液通过毛细血管床时,血中氧含量以及氧张力比正常情况下降得更快。接近毛细血管静脉端的血液氧张力,不足以维持整个组织所必需的最低氧张力。吸入一氧化碳、贫血和正铁血红素的形成都能减低血液携氧能力。

3. 停滞性(循环性)缺氧

停滞性(循环性)缺氧是由于通过组织的血流减少而引起的。当血液流经毛细血管床时,血中氧含量和氧张力的降低比正常情况要快得多,结果毛细血管的氧张力不足以维持组织的氧化作用。停滞性缺氧的原因,可以是局部小动脉收缩,如两手暴露在寒冷中;因疾病或外伤阻塞了动脉血液供应;暴露于持续的高正加速度或高原状态下,心排血量和动脉血压减低等。

4. 组织中毒性缺氧

组织中毒性缺氧是由于组织利用正常供氧的能力发生障碍而引起的。细胞线粒体中的色素氧化酶在氰化物中毒情况下,对分子氧不能起反应即是一例。

在航空活动中,飞行人员若因暴露于高空低气压环境中,吸入气体的氧分压降低,导致机体组织和器官的氧含量减少,这种缺氧属于缺氧性缺氧,也就是我们本节要介绍的"高空缺氧"。高空缺氧是人类航空事业发展初期最先遇到的严重医学问题之一,因此它也是航空医学中研究历史最长的课题之一。在航空事业高度发达的今天,虽然已经有了各式各样的密闭增压座舱和供氧设备,但国内外飞行事故的调查资料均显示,因急性高空缺氧所引起的飞行事故及飞行事故征候仍占有相当的比例,这是因为增压舱不能经常保持海平面的压力,在高空飞行时,座舱内的压力可造成中等程度的缺氧。特别值得强调的是,高空缺氧所导致的飞行事故发生迅速,而且多在飞行人员不知不觉中发生。因此,高空缺氧始终是航空医学中的一个重要课题。而作为一名飞行人员,了解一些高空缺氧的知识,是完全有必要的。

(三)缺氧的高度分区

根据人体暴露在不同高度时的症状表现,可将缺氧分为以下四个高度区。

1. 功能完全代偿区

从地面到 1200 米高度的区域。在此高度范围内,由于缺氧程度较低,在静止状态下或一定的时间内,人体保持着足够的代偿适应能力而不出现症状。

2. 功能不完全代偿区

1200～5000 米高度的区域。在此高度范围内,人体的心跳和呼吸会反射性地加快,从而部分地对抗缺氧对人体功能的影响,如果在静止状态下作短暂的停留,缺氧的症状并不严重。大约在 1200 米高度,人的夜间视力开始降低;大约在 1500 米高度,人的复杂智力活动能力开始降低;在 3000～5000 米高度,人的体力活动能力也有明显的下降。民航客机在特定的座舱高度(通常是 3050～4250米),受气压控制的阀门就会被触发而打开,从而放出氧气面罩供机上乘客使用。

3. 功能失代偿区

5000～7000 米高度的区域。在此高度范围内,代偿反应虽已充分作用,但仍不能补偿缺氧对人体功能的影响,即使在静止状态下,也有明显的智能和体能的障碍;但在此高度作短暂的停留,一般还不会引起意识丧失。

4. 危险区

在 7000 米高空以上。在此高度范围内,机体的代偿功能已不足以保证大脑等重要器官的最低氧需要量,很快会出现意识丧失;若不及时供氧,则呼吸、循环功能会相继停止。

(四)缺氧的主要表现

缺氧的症状多种多样,如表 2-2 所示,但并非所有症状都会在同一个人身上表现出来。缺氧初期会出现气喘、呼吸加深、加快等代偿反应,随着缺氧程度的加重,当超过身体的代偿能力时,便会出现各种各样的机能障碍。由于机体各组织、器官对缺氧的敏感程度不一样,在缺氧时出现功能障碍的先后顺序也不一样。一般认为,缺氧的阈限高度是 1200 米(3600 英尺),即超过 1200 米的高度,最早的缺氧症状就会表现出来。

表 2-2　缺氧的症状和体征

主观症状		客观体征
气喘、呼吸困难		呼吸加深、加快或过度换气
头痛		困　倦
头晕（眩晕）		震　颤
恶　心	不	全身出汗
面部发热	断	面色苍白
视力减弱	加	口唇发绀
视力模糊	重	焦　虑
复　视	的	心动过速
兴奋、烦躁	缺	心动过缓（危险）
嗜　睡	氧	判断力下降
晕　厥		语言表达不清
虚　弱		供给失调
木　僵		意识丧失、抽搐

1. 特殊感觉

视野变暗是一种常见的缺氧症状。然而,受试者在肺泡氧张力恢复正常之前都觉察不出这种变化,而在恢复后则感到照明水平明显变亮。在肺泡氧张力降低到 40 毫米汞柱以下之前,在相当明亮的灯光下（明视觉或锥体视觉）,视网膜敏感性不受影响。虽然在实验室能证明,即使是十分轻微的缺氧（如肺泡氧张力下降到 75 毫米汞柱时引起的缺氧）,相当于 3000 米高度也可损害眼对光的敏感性（微光视觉或柱状视觉）,但是这种损害的绝对值无实际意义。当肺泡氧张力下降到 50 毫米汞柱以下,也就是在 4600 米以上高度呼吸空气时,微光视觉对光敏感性减低的程度才有重要意义。肺泡氧张力下降到低于 50 毫米汞柱之前,明视觉的视敏度不受损害。中度和严重缺氧可使视野受限,并伴有周边视力丧失和出现中心暗点。

2. 发绀

皮肤或黏膜发绀,通常是由于组织中毛细血管和小静脉的还原血红蛋白浓度过多引起的。一般认为,每 100 毫升毛细血管血液中至少要有 5 克还原血红蛋白才可能出现发绀。这只是粗略的近似值,但它可用于强调在严重贫血时不会出现发绀。只有当动脉血氧饱和度低于 75%,才可能令人信服地查出缺氧引起的中枢性发绀。在 1.7 万~1.9 万米以上高度,正常受试者呼吸空气时可以出现明显的发绀现象。

3. 意识丧失

在缺氧性缺氧时,大脑静脉血的氧张力与意识水平有密切关系。当颈静脉氧张力减低到 17~19 毫米汞柱时,即丧失意识。相应的动脉氧张力随大脑血液的变化而改变,而大脑血液又取决于动脉血的氧和二氧化碳张力。促使大脑静脉氧张力降为 17~19 毫米汞柱并引起意识丧失的动脉氧张力在 20~35 毫米汞柱之间,视二氧化碳过少的程度而定。一般来说,一个人肺泡氧张力减低到 30 毫米汞柱(或稍低)时,经过一段时间就可能丧失意识;如果有明显的过度换气,肺泡减低到 30 毫米汞柱时,也会出现意识丧失;如果没有二氧化碳过少症,肺泡氧张力就是低至 25 毫米汞柱也能保持意识清醒。因此,急性暴露于高空呼吸空气时,出现意识丧失的高度可低至 5300 米也可高至 8000 米。

4. 有效意识时间

从氧张力减低开始到工作能力受一定程度损害的瞬间为止的间隔时间,称为"有效意识时间"。这一段时间间隔的长短受许多因素的影响,其中允许工作能力损害的程度具有最重要的意义,其范围可从不能完成复杂的精神性运动任务到不能对简单指令做出反应。有效意识时间有很大的个体差异,它取决于身体健康情况、年龄、训练水平、对缺氧的经验、体力活动及暴露前供氧的程度。

(五)有效使用飞机上的供氧系统

1. 飞机上的供氧系统

飞机上的供氧系统主要是保证飞机乘员吸入足够的氧气以及防止在高空飞行或应急离机过程中缺氧的个体防护装备。飞机供氧系统根据飞机的乘员人数、航程、升限和任务性质的不同而有多种形式,但基本上都由氧源、控制阀、减压阀、调节器、各种指示仪表、跳伞供氧器、断接器和氧气面罩等组成。

(1)氧源。飞机上广泛使用气态氧源,其次是液态氧源。液氧系统比高压气氧系统的重量轻 60%~70%,体积小 60%~80%。但液氧不断挥发,自然损耗率大,地面储氧设备复杂,维护不便。液态氧源已用在现代军用飞机上。固体氧源(亦称化学氧源)是继气态和液态氧源之后发展起来的新氧源。它是将含氧量高的固态化合物储存于化学产氧器内,使用时通过化学反应产生氧气。固体氧源体积小、重量轻,可长期储存,已用于一些大型客机上。分子筛机上制氧是一种新的氧源。它是用一种俗称"沸石"的硅铝酸盐结晶体作为分子筛,当空气通过分子筛时,空气中的氮分子被分子筛吸附,而氧分子则较容易通过,从而获得一定纯度的氧气。吸附过程是可逆的,只要改变压力,并用一定量的气逆向冲洗,即可冲掉氮气,使分子筛再生。这种制氧方法简单、维护方便、费用低。这种机上制氧系统已开始在飞机上试用。

(2)氧气调节器。它随飞行高度的变化按一定规律自动调节输出气的压力、流量和含氧百分比,以满足人体呼吸和体表加压的生理需要。按供氧方式氧气调节器分为连续式、肺式和加压式三种。连续式氧气调节器向氧气面罩连续供氧,并能随着外界气压的降低相应地增大供氧量。肺式供氧调节器在飞行员吸气时供氧,呼气时停止供氧,可节省用氧量,广泛应用于飞行员个体供氧系统。加压供氧调节器是用于12千米以上高空飞行的军用飞机飞行员的个体供氧系统。加压供氧时的典型程序是:调节器首先向人体内供氧,随后对飞行员穿着的高空代偿服充气加压,同时人体肺内过量的气体经呼气活门迅速排出,整个程序经1.5~2秒钟完毕。加压供氧时,飞行员吸入气的压力大于环境气压。在现代歼击机上,氧气调节器安装在弹射座椅上。飞行员应急离机时,断接器将机上氧源断开,同时打开跳伞供氧器氧源继续向飞行员供氧。旅客机通常备有应急供氧系统。正常飞行时,靠座舱增压以防止旅客缺氧。座舱增压系统一旦失效,则在飞机下降的同时由应急供氧系统在短时间内保证全体旅客用氧。

2. 有效利用机上的供氧设备

有效利用机上的供氧设备是解决飞行中人员缺氧的主要途径。当缺氧状况不严重时,通过机上的供氧来调整飞机内部的氧气供应,以保证机上人员的氧气需要。当缺氧状况严重时,飞机乘务人员应指挥全体旅客使用机上的氧气面罩,以保证氧气的供应。但也应注意,纯氧的吸入同样会对人体健康带来一定的影响,因此,一旦缺氧状况缓解,应立即停止。

二、高空减压病

高空减压病是飞机在上升过程中,人体可能发生的一种特殊综合征,其主要症状表现为关节、肌肉的疼痛,并可伴有皮肤瘙痒以及咳嗽和胸痛等,严重时还会引起自主神经机能障碍和脑损害的症状,甚至发生休克。高空减压病的发生有一定阈限高度,绝大多数都是上升到8000米以上高空,并停留一段时间以后才发生的,降至8000米以下,症状一般都会消失。

迅速减压在民用航空中偶尔发生,它一般是由座舱壁(压力壳)结构的失灵或损坏引起。一旦发生迅速减压时,机上人员会突然发生缺氧,所以应及时供氧;若减压速度很快,还会造成器官和组织的损伤。但在民用航空中,最为重要、最容易发生的是由于增压失效而引起的缓慢减压。一旦发生缓慢减压,航空器通常应逐渐下降到较为安全的高度;但在较多情况下,根据操作的需要,航空器将被迫继续在需要供氧的高度飞行。因此,必须保证供氧系统的可靠性。

(一)高空减压病的发病机理

高空减压病是由于在人体组织、体液中溶解的氮气离析出来形成了气泡,压迫局部组织和栓塞血管等引起的一系列临床症状。由于形成气泡的多少以及栓塞和压迫的部位不同,所引起的症状也各异。

和气体在其他液体中的溶解一样,气体在人体组织或体液中的溶解同样遵循亨利定律,即气体在一定容积的物体中达到饱和状态,与该气体的压力、液体的种类以及温度有关。当液体的种类及温度保持一定时,溶解气体的量与气体的压力成正比;若是混合气体,则与各组成气体成分的分压成正比。当液体周围环境的气体压力降低时,在液体中处于饱和溶解状态的气体就变成了过饱和溶解状态,其中一部分将重新游离出来,进入气相,以建立新的平衡,此过程称为脱饱和。随着飞行高度的升高,大气压力逐渐下降,空气中氮的分压也相应下降,而人体肺部血液中氮的分压却没有改变,于是在地面形成的肺部血液和肺泡气之间氮的平衡被打破,肺部血液中过饱和状态的氮气向肺泡弥散,导致肺部血液中氮气的含量及其分压也随之下降。这种含氮量较低的血液流经组织时,组织细胞中的氮气又弥散进入血液,然后由静脉血带到肺内,再与肺泡气进行气体交换。这样不断循环,机体内过剩的氮气便会逐渐减少,从而寻找到新的平衡。当这种寻求平衡的过程缓慢时,体内的氮气便可依照上述方式排出,而不会出现过饱和溶解状态;但如果飞行上升速度过快,体内的氮气来不及依照上述方式排出,则会形成过饱和溶解状态,并从组织、体液中游离出来。氧气、二氧化碳和氮气虽然都是人体组织、体液中最主要的溶解气体,但是氧气和二氧化碳都是生理上的活泼气体,可转变为化学结合状态,氧气还可以较快地被组织细胞消耗,所以在一般情况下不会形成过饱和溶解状态。唯有完全呈溶解状态的、生理上的惰性气体——氮气,在减压速度较快的情况下,才最有可能形成过饱和状态并游离出来。

必须指出,高空减压时,出现体内氮气过饱和溶解状态,并不是立即就产生气泡,因为过饱和仅仅是形成气泡的先决条件,氮气泡的产生还取决于其他多种条件,其中最主要的是过饱和状态必须达到一定的程度,也就是体内氮气的过饱和度必须超过正常饱和度的2倍以上,氮气才能由溶解状态变成气泡。一般来说,在8000米高空,人体组织及体液内溶解氮气的过饱和度是正常饱和度的

2 倍以上,所以 8000 米高度是高空减压病的阈限高度。

(二)高空减压病的影响因素

1. 物理因素

(1)上升高度。该病在 8000 米以下很少发生。在 8000 米以上,飞行高度愈高,发病率也愈高。

(2)高空停留时间。上升到高空后,人体一般不会马上出现症状,而需要经过一定的时间后才会发病。在 8000 米以上高空,停留时间愈长,发病率愈高。据有关资料,最早发病者大约在高空停留 5 分钟后发病,而最迟发病者可在高空停留 2.5 小时后发病。

(3)上升速率。上升速率愈快,体内过剩的氮来不及排出体外,发病率愈高。

(4)重复暴露。24 小时内重复暴露于低气压环境中容易发病。这是因为前次暴露时形成的气泡以及体内的其他变化,在下降增压后的时间内尚未完全消除,或者说有累积效应。

(5)高压条件下活动后立即飞行。例如,在 24 小时内曾做过水下运动或潜水活动者,上升高空时容易发病,因为在高压条件下体内溶解了较多的氮气,在返回水面后一定的时间内,残存在体内的过多的氮气甚至若干气泡没有完全消除。有报道称,人潜水后立即乘坐飞机,在 1500 米高度即可发病。

(6)环境温度。寒冷的温度条件,能增加发病率。

2. 生理因素

(1)体重与年龄。肥胖者有易患屈肢症的倾向。随着年龄的增加,高空减压病的发病率也有所增加,这可能与身体发胖、脂肪组织增加,以及心血管功能降低影响氮气脱饱和速率有关。

(2)呼吸、循环系统的功能状态。因较严重的缺氧或高空胃肠胀气而导致的呼吸、循环机能障碍,以及因寒冷或衣服、鞋过紧等因素,导致严重局部血液循环障碍时,都能减慢氮气脱饱和的速率而使该病的发病率增加。

(3)肌肉运动或体力活动。因为人在进行肌肉运动或体力活动时,局部组织受到牵拉,可在一个小局部产生很大的负压,有促使气体离析出来形成气泡的作用。肌肉运动或体力活动时,组织中会产生大量的二氧化碳,使局部溶解的气体增多。另外,肌肉运动或体力活动时,组织中的血流量增加,使体内血液重新分配,导致脂肪组织中的血流量减少,不利于脂肪组织中氮气的脱饱和过程的顺利进行。

（三）高空减压病的主要表现

高空减压病主要表现为关节及其周围组织的疼痛,此外,还可伴有皮肤、呼吸或神经系统的一些症状,如皮肤痒感、刺痛、蚁走感以及异常的冷热感觉,胸骨后不适、咳嗽和呼吸困难,以及头痛、视觉机能障碍、四肢无力和瘫痪等。上述症状,一般在高度下降后随即消失,只有极个别病例在下降至地面后仍继续存在,需要积极治疗,方能消失。

（四）高空减压病的预防

1. 保证座舱内足够的压力

保证座舱内足够的压力,是预防高空减压病的最根本的措施。若能在飞行期间保持座舱压力不低于 8000 米高度的压力值（267 毫米汞柱）,即可取得良好的预防效果。在民用航空中,只要密封增压座舱的结构完好就可以满足这个条件。

2. 吸氧排氮

吸氧排氮是预防高空减压病的重要方法。呼吸纯氧时,由于肺泡气中的氮分压降低,溶解在静脉血中的氮气就可不断通过肺毛细血管弥散到肺泡中而被呼出,血液中的氮分压也就会相应地降低,于是溶解在身体各种组织、体液中的氮气又会向血液中弥散,再由肺泡排出体外。这样不断循环,逐渐将体内的氮排出。

在军事航空中,对那些没有装备增压座舱或座舱压力制度定得不太严的高空飞行的机种,可在高空飞行前,采用吸氧排氮的预防措施,这是降低高空减压病发病率的重要方法。而对于民用航空,本方法则没有实际意义。

3. 飞行中若发生事故性减压,应逐渐下降至较安全的高度

当密封增压座舱在 8000 米以上高空受到破坏时,应尽量减少不必要的体力负荷;在高空已发生病症时,应迅速与地面指挥中心联系,以便及时下降高度。

4. 控制重复暴露的间隔时间

通常情况下,潜水活动后 24 小时内不应飞行。有的国家规定,紧急情况下,潜水活动后 12 小时内可以飞行,但需要经过航空医师的允许。

5. 营养与锻炼

合理膳食和坚持体育锻炼,可防治肥胖,增强呼吸、循环功能,对预防高空减压病的发生具有积极的意义。

三、高空胃肠胀气

与高空缺氧症和高空减压病不同的是,高空胃肠胀气没有明确的发病阈限高度,即使在较低的高度也可发生。高空胃肠胀气的主要症状是腹胀和腹痛,一般都发生在飞行上升过程中,或在达到一定高度后的最初阶段内。若能经口或肛门顺利排出部分膨胀气体,则短时间内腹胀、腹痛的症状即可消失,否则,高度愈高,症状将愈重。

(一)高空胃肠胀气的发病机理

人体胃道内通常含有 1000 毫升左右的气体,它们大多是随饮食和唾液吞咽下去的空气,少部分是食物分解而产生的。它们同样遵循波义耳定律,即当温度保持一定时,一定质量气体的体积与其压强成反比,即压力越大,体积愈小,反之亦然。当高度上升时,若胃肠道内的气体不能顺利排出,则气体的体积随高度的增加也会不断地增大,使胃肠壁扩张,而引起腹胀、腹痛等症状。另外,因胃肠道内气体经常被体温条件下的水蒸气所饱和,加上胃肠道壁的弹性对膨胀气体的限制作用,以及部分气体能从口及肛门排出等因素,体内气体随压力降低而减少膨胀的倍数,并不完全符合波义耳定律所述的压力—容积关系。

(二)高空胃肠胀气的影响因素

1. 飞行上升高度及上升速度

上升的高度愈高,气压降低愈多,胃肠道内气体的膨胀也越大,高空胃肠胀气的症状也愈重;上升速度愈快,胃肠道内膨胀气体愈来不及排出,高空胃肠胀气的症状也愈重。

2. 胃肠道的机能状态

在含气的空腔器官中,以胃肠道与体外相通的管道为最长,所以胃肠道内气体的排出受阻也较多。凡是能影响胃肠道通畅的因素(如便秘、胃肠道慢性疾病等),均会妨碍膨胀气体的排出,从而加重高空胃肠胀气的症状。

(三)高空胃肠胀气对人体的影响

1. 机械性影响

由于胃肠道内气体膨胀压迫膈肌使其升高,呼吸运动受到限制,肺活量减少,严重时可发生呼吸困难。另外,由于腹内压力增高,下肢静脉血液向心脏的回流也将受到影响。

2. 神经反射性影响

胃肠道管壁上有接受扩张刺激的拉长感受器,当胃肠道内气体膨胀程度较轻时,拉长感受器接受的刺激较弱,一般不会引起主观感觉,最多只有腹胀或轻微的腹痛。大约从1万米高度开始,由于气体膨胀程度较高,特别是在排气不通畅时,胃肠道也会被动地显著扩张,此时拉长感受器受到较强的刺激,引起胃肠道反射性的收缩和痉挛,从而导致不同程度的腹痛。如果胃肠道管壁的扩张已能反射性地引起呼吸、循环等机能改变时,则对飞行工作能力会产生不良的影响;如果腹痛严重时,个别敏感者还会产生一系列自主神经机能障碍的症状,如面色苍白、出冷汗、脉搏徐缓、动脉血压下降以致发生血管迷走性晕厥,此时会严重危及飞行安全。

(四)高空胃肠胀气的预防

1. 保证密封增压座舱的良好功能状态

通常情况下,民航客机舱内压比舱外压高出0.5千克/平方厘米,可减轻或消除胃肠胀气的影响。因此,在起飞前,应该经常检查座舱的加压密封设备,保证其处于良好的工作状态。

2. 自觉遵守生活作息和饮食卫生制度

注意饮食卫生,养成良好的饮食习惯。进食不宜太快,以免吞咽过多的气体;进餐要定时、定量,使胃肠活动机能保持正常,以利于消化而少产气;飞行人员进餐半小时后方可参加飞行。

3. 限制食用易产气及含纤维素多的食品

空勤人员在飞行期间,应限制食用易产气及含纤维素多的食品,如韭菜、芹菜、萝卜、扁豆、洋葱、洋白菜、黄豆芽等;禁饮能产气的饮料,如啤酒、汽水、大量的牛奶等;控制食用含脂肪多或油炸的食物,少吃刺激性食物。

4. 防治便秘

飞行前排空大、小便,保持胃肠道功能良好。

第二节　晕机病的病因分析及预防

晕机病(Air Sickness)是由于飞机飞行动作产生各种加速度作用于前庭器官所引起的一种综合病症,又称空晕病或航空病。民航旅客的发病率不高,一般为6‰左右。因为民航飞行重视舒适性,飞机尽量避免进入扰流区,客机上设置比较舒适的躺椅,环境布置也使人舒畅。军事飞行则不可能有这些条件,因此发病率较高。晕机病会使飞行员精神涣散,工作能力下降,严重时,会使人极度疲惫,完全失去执行任务的能力。

一、晕机病的主要症状

晕机病的主要症状表现为恶心、脸色苍白、冷汗、呕吐等。伴随症状有唾液增多、头晕、头痛、发热和困倦等。表现的症状和轻重程度因人而异。

二、晕机病的发病机理

晕机病的发病机理目前尚未完全明了,但前庭器官和视觉系统的功能状态在晕机病的发病过程中起着重要的作用,其他如皮肤压力感受器和本体感受器有时也参与发病或使症状加重。前庭器官的功能状态在晕机病的发病过程中起着最重要的作用,一个有力的佐证就是,前庭功能尚未发育成熟的小孩和丧失前庭功能的病人都不易患晕机病,而那些前庭功能"正常"但又不能适应过度强烈的刺激或者前庭功能亢进的人最容易患晕机病。此外,在飞行过程中,由于气流不稳,使飞机上下颠簸,过度刺激内脏脏器和本体感受器,也可导致晕机病的发生。条件反射的形成对本病的发病也有影响,如患晕机病比较严重的飞行人员,尽管是在地面,而且仅仅是听到飞机发动机的响声,也可以诱发出晕机病的症状来。关于晕机病的发病原因,还有一种更新的理论就是"神经匹配不当学说"。该学说认为,人在飞行环境中,由视觉、前庭器官和其他感受器所接受的外界对身体的刺激信息,与人们以往在地面上所形成的经验不一致,是产生晕机病的原因。

三、晕机病的体育疗法与药物治疗

1. 空勤人员的晕机病防治

人的前庭功能的个体差异性很大,需要通过严格的医学检查,来选拔前庭平衡功能不易发生晕机的人做飞行员。锻炼可以提高平衡功能的稳定性。定期执行飞行任务是维持稳定性的最好保证。地面锻炼的方法有主动的体育锻炼和被动的四柱秋千、旋转和摆荡等。主动体育锻炼和被动锻炼相结合的方法,对于偶尔出现轻度晕机的空勤人员,以及对于因长期停飞以致飞行耐力下降而引起晕机的空勤人员效果较好。空勤人员不宜用药物预防晕机病,因为抗运动病药物有抑制中枢神经的副作用。

目前,体育疗法是用得最多的、国内外学者公认的用于治疗空勤人员晕机病的有效方法。

体育锻炼的项目可分为全面锻炼项目和专项锻炼项目两大类:

(1)全面锻炼项目。以全面增强体质为锻炼目的,主要包括跑步、跳高、跳远、掷铁饼、单杠、双杠和篮球等。

(2)专项锻炼项目。以锻炼前庭功能为目的,主要包括旋梯、固定滚轮、活动滚轮、四柱秋千、摇头锻炼、翻滚和垫上运动等。

体育锻炼的注意事项主要如下:

- 进行旋梯锻炼时,要按照不同的方向交替进行。
- 四柱秋千的锻炼要循序渐进,睁、闭眼交替进行。
- 进行转椅锻炼时,也要注意顺时针和逆时针方向交替进行,并从低速开始,逐渐加快速度。

2. 机上旅客的晕机病防治

(1)药物防治。对于机上旅客,我们就不能奢望他们通过体育锻炼等方法来达到预防晕机病的目的后,再来乘坐飞机了,但他们与我们飞行人员相比,最大的不同是不危及飞行安全。因此,我们可以给他们使用一些药物来预防晕机病的发生(这种方法不允许应用于执行飞行任务的空勤人员),同时注意减少活动即可。这些药物包括氢溴酸东莨菪碱膜剂(贴片);茶苯海明(又叫乘晕宁或晕海宁),50毫克/片,25~50毫克/次,6岁以下儿童减半,于乘飞机前半小时服用;盐酸地芬尼多(又叫眩晕停),25毫克/片,25~50毫克/次,于乘飞机前半小时服用。

(2)其他防治方法。乘机前的头一天晚上,保证充足的睡眠休息,第二天乘机有充沛的精力。具体注意事项如下:

- 应在飞机起飞前1小时,至少也要提前半小时口服茶苯海明(即乘晕宁)。
- 尽量挑选距发动机较远又靠近窗的座位,能减少噪声和扩大视野。
- 在空中应尽量做一些精力集中的事和活动,如看书、聊天、听音乐等。
- 保持空间定向是十分重要的。视线要尽可能放远,看远处的云、山脉和河流,不要看近处的云。
- 一旦发生晕机,在较轻的情况下,仍然不要中断集中精力的事和定向远眺;如果较重,应该安静、坐稳,最好是仰卧、固定头部。
- 防止条件反射。发现左邻右舍的旅客,有呕吐的迹象时,应立即离开现场,避开视线。

第三节　航空性疾病的预防

一、航空性中耳炎

(一)航空性中耳炎的症状及发病机理

乘坐飞机时,有些人会出现一些不舒服的感觉。比如,耳内闷胀、听力下降、耳痛或者耳鸣等,还有一些人会有眩晕、天旋地转,同时伴有恶心、呕吐等。医学上把这种现象称为航空性中耳炎。

要知道航空性中耳炎是怎么回事,首先还得从耳的解剖结构说起。耳由外耳、中耳和内耳三部分组成。在人的中耳与鼻咽部之间有一弯形而狭窄的管道,称为耳咽管(又名咽鼓管),此管一端开口于中耳鼓室前壁的外上方,一端开口于鼻咽侧壁,近鼓室腔侧1/3为骨性支架,接近鼻咽侧2/3为软骨支架。中耳腔为一含气的空腔,外借鼓膜与外耳道相隔,内借耳咽管与鼻咽部相通,所以耳咽管是中耳腔与外界联系的唯一通道。耳咽管平常呈关闭状态,只有在一定条件下(如打哈欠、吞咽等)才开放,而且具有单向活门的特点。

耳咽管具有保持中耳腔与外界气压的平衡和排除中耳分泌物的功用。平时在耳咽管通气功能良好的情况下,当中耳腔内压力相对增高时可以冲开耳咽管逸出一部分气体,使中耳腔内外压力(也可看作鼓膜内外压力)达到平衡。但当中耳腔压力相对降低时,外界气体就不能冲开耳咽管进入中耳腔,此时就要靠做主动通气动作才能使空气进入中耳腔,使鼓膜内外压力达到平衡。

大气压力是随着海拔高度的增加而减低的。在航行中,飞机上升或降落时,座舱内的气压就发生相应的变化,含气腔的气体也就随之扩张或缩小。一般在耳咽管通气功能良好的情况下,当飞机升或降时,通过耳咽管的调节和人为地做主动通气动作,就可保持鼓膜内外压力平衡,此时仅有耳胀感或轻微的听力障碍,但不会造成耳部损伤。如果中耳腔内外压不能迅速取得平衡,就会产生各种症候群,统称为气压损伤。伤及中耳腔的称为航空性中耳炎。若鼻咽部有炎性肿胀,或因肿大的腺体或肿物压迫而使耳咽管的开口堵塞,或当飞机升、降时未做主动通气动作等,就会因大气压增减的影响,造成鼓膜内外压力不平衡,导致鼓膜内降或外凸,乘飞机者便感到耳内疼痛,同时可伴有耳鸣、眩晕、恶心、呕吐等症状,甚至会出现鼓膜出血。

航空性中耳炎是在气压急剧改变的特定环境中造成的损伤。其病理因素主要是上呼吸道感染、鼻腔的变态反应性病及其他慢性炎症。主要症状为鼓膜内陷、充血,鼓室内血管扩张,黏膜肿胀,浆液或血液聚积,产生剧烈耳痛,伴有听力障碍或耳鸣,严重时可发生鼓膜破裂或出现眩晕,引起失聪。临床上因航空性中耳炎而致停飞者占耳鼻喉科病停飞人数的 22.4%,占整个医学停飞人数的 2.2%,所占比例较高。故该病的检查治疗备受医护人员重视,同时也对护理工作提出了较高的要求。

(二)导致航空性中耳炎发病的因素

1. 飞机的飞行高度

不同高度的大气层密度不同,越接近地面,密度越大,故当飞机下降率相同时,越接近地面,气压增加率越大。一般来说,中耳气压性损伤多发生在 4000 米以下,以 1000~2000 米的高度为多。

2. 飞机的下滑率

单位时间内飞机下降的高度越大,鼓室内外压差也越大,发生航空性中耳炎的概率越大,特别是在军事航空中作高速率、大下滑角的下滑和俯冲或特技飞行时更是如此。有增压座舱的飞机,在飞行中舱内压力的变化虽较舱外压力的变化缓和,但由于喷气式飞机的运动速度大,气压性损伤仍经常发生。在着陆下滑时,飞行人员注意力高度集中在操纵飞机上,特别是缺乏主动做咽鼓管通气动作训练的新飞行人员,较易发生中耳气压性损伤。

3. 上呼吸道感染

上呼吸道感染常引起咽鼓管咽口周围黏膜组织充血、水肿,从而影响咽鼓管的开放而导致气压性损伤。

(三)航空性中耳炎的预防

1. 调节鼓膜内外压力平衡

做吞咽动作,促使耳咽管主动通气,以调节鼓膜内外的压力平衡。当飞机在飞行中尤其在下降之时,每当耳有胀满感或听力稍受影响时,及时做吞咽口水,或捏鼻、闭口、吹张(鼓腮),或嚼糖果(泡泡糖、口香糖),或喝些饮料,这样可使耳咽管口短暂地开启,使中耳腔内的压力与外界气压保持相对平衡,从而可预防航空性中耳炎的发生。婴幼儿的耳咽管较短,且鼻腔部常有黏液阻塞,当飞机快速上升或突然下降,气压急剧变化时,对耳部的刺激更大,常因耳部疼痛不适而哭闹不安。所以,如果携带婴幼儿乘坐飞机,应准备好饮料和奶瓶,在飞机升降时,用奶瓶给婴幼儿喂饮料,若是稍大一些的孩子可教其做吞咽动作。如果因疏忽未带奶瓶或饮料,母亲可给婴幼儿哺乳或让其吃些食品。

2. 患有耳、鼻部炎症或感冒者暂勿乘机

患有鼻窦炎、中耳炎、耳咽管黏液阻塞等疾病的人,如果乘坐飞机旅行,则更容易发生航空性中耳炎。得了感冒,鼻咽部黏膜充血、水肿、分泌物增加,可使耳咽管鼻咽侧壁的开口堵塞,有时即使尽力做吞咽动作,也不易使耳咽管开放,亦容易引起航空性中耳炎。因此,凡患有上述疾病而病情较重者,注意暂时不要乘坐飞机。曾有一乘坐飞机的旅客因正患感冒,当飞机起飞后上升爬高时,他感到耳中轰轰直响,听力下降,然后是逐渐加重的耳胀、耳痛,飞机着陆后,发现其鼓膜已穿孔。但如果患鼻炎或感冒等病的症状轻微,则可以乘飞机旅行。不过,应在登机之前,使用萘甲唑啉(滴鼻净)以收缩血管,改善通气状况,并注意做吞咽动作,以防止炎症影响耳咽管或中耳,引起航空性中耳炎。

3. 若患航空性中耳炎,应积极治疗

可用1%~2%麻黄碱或1%快麻液点鼻,使耳咽管管口黏膜血管收缩,管口开放;然后做耳咽管吹张通气治疗(耳鼻喉科有此设备),以促使中耳腔内与外界气压恢复平衡;还须应用抗生素(如吡哌酸每次0.5克,每日3~4次口服)、激

素(如泼尼松5~10毫克,每日3次口服)等治疗。

需要注意的是,航空性中耳炎也可发生在乘火车旅行的过程中。我国铁路有相当一部分在落差很大的崇山峻岭或高原地区,有的路段可在海拔3500米以上,随着列车运行速度的不断加快,在这样的区段行驶时,气压变化的幅度、速率都将会明显增加。车行此间时,有必要提醒乘客要保持清醒状态,不断做吞咽动作,尤其是感冒患者,更应多加注意。

二、航空性鼻窦炎

(一)航空性鼻窦炎的症状及发病机理

在飞行中,飞机上升或下降,使座舱内和鼻窦腔内气压急剧变化,造成鼻窦口阻塞,易引起剧烈头痛,这种症状被称为航空性鼻窦炎。

鼻窦是与鼻腔相近的含气空腔,左右对称,共有4对。正常情况下,无论在飞机上升减压或下降增压过程中,鼻窦向鼻腔的开口都可保证空气自由出入,使窦庭内、外气压保持平衡。如果因为窦腔黏膜发炎肿胀或有赘生物存在而造成阻塞,在飞机上升减压时,窦腔内形成正压,一般能冲开阻塞,使部分气体逸出,从而使窦腔内、外压力基本保持平衡,极少发生气压性损伤;当下降增压时,窦腔内形成负压,窦口附近的阻塞物被吸附,窦口发生阻塞,这时阻塞物起活瓣作用,外界气体不能进入窦腔内,会引起窦腔黏膜充血、水肿、液体渗出,黏膜剥离,甚至出血等,并产生疼痛,此即航空性鼻窦炎。航空性鼻窦炎一般多见于额窦,因为额窦含气量多,且与鼻腔相通的鼻额管细而长。上颌窦的含气量虽然比额窦还要多,但它与鼻腔的开口比额窦要多,而且呈短管形,所以很少发生损伤。筛窦含气量少而开口多,蝶窦的开口最多,故它们均不易发生损伤。航空性鼻窦炎与航空性中耳炎相比,其发病率要低得多。

(二)航空性鼻窦炎的预防

上呼吸道感染患者严禁飞行;患有鼻及鼻窦的急、慢性疾病时,应及时去航医室就诊矫治;在飞机下降增压过程中,如果出现鼻窦区压痛,在条件许可的情况下,可复飞至原来的高度,然后再缓慢下降。

三、航空性牙痛

（一）航空性牙痛的症状及发病机理

乘飞机高空飞行时，受到大气压力改变的影响，可能会引起牙痛，医学上称为航空性牙痛或气压性牙痛。这是一种由气压改变引起的牙髓疾病。

一般来说，只有牙病才会引起牙痛。但有时在陆地上虽有牙病却并不觉得疼痛，或只有很轻的症状，而在飞行过程中则症状会加重，疼痛加剧。有关研究发现，坐飞机发生气压性牙痛的人，大部分有轻度的牙髓病变而没有自觉症状。另外，牙根尖炎、深大的龋洞、重症牙本质过敏、阻生牙等疾病，在遇到气压改变时，也都会产生明显的疼痛。龋齿继发牙髓损伤，髓腔内压力降低，残留气体膨胀，压迫血管，常是引起牙痛的主要原因。牙本质过敏、牙周炎、冠周炎等也可能引起航空性牙痛。

航空性牙痛多见于军事飞行人员，因为军用飞机飞行高度较高，气压变化大。疼痛特点是，以病牙为中心，向耳周围或颌骨处扩散。一般民航客机气压变化慢，旅客如果没有牙齿疾病（如龋齿、牙髓炎）及牙周疾病（如牙周炎、牙周脓肿），乘坐飞机时，是不会发生航空性牙痛的。

（二）航空性牙痛的防治

空勤人员若患有龋齿，应及时去医院牙科就医。旅客一旦发生航空性牙痛，可以服用一些止痛药。患有深度龋齿、牙周脓肿及急性上颌窦炎的病人，最好等疾病治愈后再乘飞机出行。龋齿经过充填治疗后，牙髓敏感性更高，因此在补牙后4小时内最好不要乘飞机旅行。值得注意的是，原来没有牙痛症状者，如果出现气压性牙痛，最好到牙科做仔细检查。

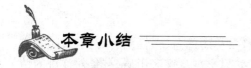

本章小结

本章主要对航空飞行中常见的高空缺氧症、高空减压病、高空胃肠胀气、晕机病及航空性中耳炎等疾病做了详细的介绍。通过本章的学习，对于这些常见疾病应该了解其发病机理，清楚对人体的影响，掌握其影响因素以及有效的预防方法。

通过本章的学习，对于空勤人员在长期的飞行工作中，有效地预防与避免以上这些常见疾病的发生,有一定的帮助作用。

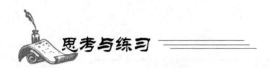

思考与练习

1. 缺氧的高度分区有哪几个? 对人体有何影响? 夜间视力开始出现障碍的高度是多少? 影响缺氧耐力的因素有哪些?

2. 影响高空减压病的因素有哪些? 高空减压病有哪些主要的表现? 如何预防?

3. 影响高空胃肠胀气的因素有哪些? 对人体有哪些影响? 如何预防?

4. 晕机病有哪些主要表现? 如何治疗?

5. 咽鼓管有什么作用?

6. 航空性中耳炎的发病机理是什么? 影响航空性中耳炎发病的因素有哪些? 如何预防?

第 三 章
航空飞行与心理保健

• 课前导读 •

  本章主要介绍空勤人员心理卫生对航空飞行产生的影响。在对一些基本概念作出介绍后,分析三种常见的心理冲突形式,介绍挫折产生的条件、原因及引起的心理反应,较为详细地阐述在空勤人员中较为常见的心理应激现象,以及一些常见的神经性疾病的症状和治疗方法。

教学目标

  通过本章的学习,应了解和掌握以下主要内容:

知识目标

  1. 心理冲突:掌握心理冲突的三种常见形式,了解三种心理冲突的主要特点。

  2. 挫折:了解挫折产生条件,清楚导致挫折的主要原因,掌握挫折所引起的主要心理反应。

  3. 心理应激:了解飞行常见的心理应激反应以及由心理应激所引起的生理和心理反应,掌握解决飞行应激障碍的主要方法。

技能目标

  1. 掌握心理冲突的具体解决办法。

  2. 掌握在遭遇挫折后,摆脱其影响的具体方法。

  3. 掌握如何在航空飞行中有效地避免心理应激的方法,以及在出现心理应激后应采取的主要措施。

空勤人员都是经过严格的医学和心理学选拔、适合于从事飞行职业的人员。但由于其工作空间狭小,接触的人员少,飞行任务重,与亲人团聚的时间少,转升机型或晋升的竞争压力大,以及职业优越感和现实生活中的挫折之间的矛盾冲突,因身体、年龄或其他因素停飞等职业特点,使空勤人员的心理问题并不少见。空勤人员若有心理问题,不仅会影响自己的工作,有时还会造成安全上的隐患。因此,应高度重视飞行人员的心理问题。

第一节　常见心理疾病的分析与防治

一、心理冲突

人类大多数的行为都是意志行为,即是有目的的行为。有时候在同一时间内,人们会有多种需要或者满足需要的愿望,从而产生多种目的,如果这些愿望和目的互不相容,就会造成心理冲突。

常见的心理冲突包括以下三类。

(一)双趋冲突

双趋冲突(Approach-Approach Conflict),是指在两个具有差不多等同吸引力的正价的目的物(两个有利无害的目标)之间做出选择时,所发生的心理冲突。

例如,一位飞行人员人同时收到两家航空公司具有同等吸引力的工作邀请,对其中一项的选择,意味着对另一项的拒绝,于是,这位飞行人员处于一种犹豫不决的冲突状态,而这种冲突的平衡是不稳定的。当向一目标移动时,便出现一种目标梯度效应,这时,较近目标的吸引力增强,而远离目标的吸引力下降,人的心理处于一种不平衡状态,会迅速被吸引到趋向较近的目标。

双趋冲突对人的心理扰乱作用的大小,取决于两个目标对当事人吸引力的大小和做出选择所需要的时间的长短。两个目标的吸引力越大,选择所花的时间越多,对人的影响便越大。

一般说来,双趋冲突不难解决,只要稍稍增大一个目标的合意程度(把它想象得更好些),便会使人趋向这一目标,从而使冲突得以解决。

随着我国航空运输市场竞争的不断加剧,飞行员短缺的矛盾越来越突出。一些航空公司为了吸引有一定飞行经验的飞行员,往往开出优厚的待遇,吸引飞行员,导致原公司向违约飞行员开出天价违约赔偿金。这便是双趋冲突在航空运输中的具体表现。

(二)双避冲突

双避冲突(Avoidance-Avoidance Conflict),是指必须在希望回避的两种事物间回避一种事物时的心理矛盾和冲突。生活中人们常用"前怕狼,后怕虎"来形容这种现象。这是一种既趋向又回避的心理状态,比较复杂。趋向的动机和回避的动机接近平衡,难以选择。如果吸引力大于应回避的力量,就趋向;反之则回避。

随着人们在时间上或空间上一步步地靠近某一结果,人们就越能看到它不好的一面,就越怕接受它,这时躲避这个结果的愿望也就越强烈。一般来说,双避冲突比双趋冲突对人的健康危害要大,也更难以解决。

双避冲突的解决有赖于其他外界因素的出现。

(三)趋避冲突

趋避冲突(Approach-Avoidance Conflict),是指既想达到某个目标又不想付出某种代价,而两者又不能同时实现,因而内心产生矛盾的情况。

趋避冲突在一定程度上还可发展成双重趋避式冲突。双重趋避式冲突,是指如果有多个目标,每个目标对自己都有利也都有弊,反复权衡拿不定主意时的矛盾心情。

趋避冲突是最平常的心理冲突。人的一生中有许多目标往往是一方面令人向往,另一方面却又需要人们为之付出一定的代价或者需要冒着一定的风险。当人们距离目标还很遥远时,往往容易看到目标诱人的一面,而忽略或低估其危险性和自己必须为之付出的代价,这就促使人们怀着信心去逼近目标。但是,随着目标的接近,人们也会感到为实现这一目标所付出的代价越来越大,或者危险性越来越明显,此时远离目标的倾向将迅速发展,不少人会因此而退缩,最终放弃对目标的追求。例如,很多在校学生片面地看到空勤人员工资福利较好,便决定从事该行业。走上工作岗位后,发现空勤人员的工作枯燥、辛苦,与自己的预期差异巨大,从而不久便放弃该工作。

趋避冲突的解决办法主要如下:

(1)改变认知评价。多想目标美好的一面,从而使趋的倾向压倒避的倾向;

或者多考虑实现目标的困难,使避的倾向压倒趋的倾向。

(2)利用酒精或者服用某些药物等方法来降低或削弱避的倾向。人们常用饮酒来壮胆就是这一解决方案的具体体现。

(3)将目标转向与原目标类似的另一目标。

在日常生活中,心理冲突常见而又最难以解决。心理冲突常常发生于两种对立的动机并存时。

动机冲突包括独立与依赖,亲近与疏远,合作与竞争,冲动表达与社会道德准则等。

现实生活中的心理冲突是十分复杂的,往往同时包含上述四种基本冲突。心理冲突若不能获得解决,便会造成挫折和心理应激,从而影响我们的健康。我们只有正确认识这些心理冲突,在日常生活中逐步培养应对这些心理冲突的意志和能力,并学会用自己、他人和社会的帮助来解决各种心理冲突,才能保持自己的身心健康。

二、挫折

挫折是社会生活中普遍存在的一种客观现象,它不仅妨碍工作效率,也妨碍人们的身心健康。因此,研究挫折理论,正确分析挫折产生的原因及其性质、影响,并以适当的方法进行妥善处理,对于提高工作效率,加强企业管理,都有直接的作用。

从心理学上分析,人的行为总是从一定的动机出发,经过努力达到一定的目标。如果在实现既定目标的过程中,碰到了困难,遇到了障碍,就会产生挫折。挫折会产生各种各样的反应,在心理上、生理上会有各种变化。遭受严重挫折后,个人会在情绪上表现抑郁、消极、愤懑;在生理上,会表现血压升高、心跳加快,易诱发心血管疾病,胃酸分泌减少,导致溃疡、胃穿孔等。

(一)挫折产生的条件

(1)主体必须具有某种动机和目标。

(2)为达到目标,有满足需要的手段或行动。

(3)通向目标的道路上碰到不能克服又不能超越的障碍,构成挫折情境。

(4)客观障碍存在,还必须有主观的知觉,否则,不能构成挫折情境。

(5)对挫折情境的主观知觉和体验,产生心理紧张状态和情绪反应。

（二）导致挫折的原因

挫折的产生是不以人们的主观意志为转移的。心理学主要是从人的内心感受方面来研究挫折或挫折行为的。挫折具有两重性，挫折是坏事，使人或痛苦、失望、一蹶不振，或意志失控、情绪低落，或完全丧失意志。但挫折也对人产生教育作用，使人吸取教训，磨炼意志，从逆境中奋起。

从不同角度来分析，挫折产生的原因各不相同，但综合分析，有以下两方面的原因。

1. 客观原因

客观原因又称外因或环境因素。客观原因又分为自然因素和社会因素两类。自然因素产生的挫折，是指不可抗拒的自然灾害所造成的挫折。社会因素产生的挫折，是指个人在社会生活中受到政治、经济、法律、婚姻、风俗、习惯、宗教、道德等的限制产生的挫折。

2. 主观原因

引起挫折的主观原因分为生理和心理两个方面。个人的生理原因，是指人的身材高低、胖瘦、五官长相及所从事的职业等给所追求的目标带来的限制。个人的心理原因，主要指个人的能力、智力、反应能力不符合要求，而产生的挫折心理反应。个人心理上形成的挫折更为复杂，是多种原因造成的，而不是单一的原因。例如，刚刚走上工作岗位的客舱服务人员往往缺乏与乘客有效沟通的经验，容易被乘客误解、投诉甚至造成直接冲突。一旦出现上述情况，对于刚刚工作的乘务员将造成巨大的打击，令其有很强的挫折感。

（三）挫折引起的心理反应

由于挫折情景常常会导致心理应激，因此，对挫折的心理反应与应激导致的心理反应是类似的。挫折是一种消极的情绪状态，包括愤怒、敌对、焦虑、恐惧、抑郁、沮丧、失望、无助和淡漠等。在挫折条件下，人们可以表现出正确的应对、逃避、攻击以及心理防御反应等。

1. 找到克服障碍或者妥协的办法

在面对挫折情境时，人们变得更加努力，通过对挫折情境的仔细考察和分析，权衡利弊，最后找出克服障碍的方法；充分利用自己的经验，争取他人和社会的支持，最后克服障碍；在主、客观条件不具备时，能灵活地调整自己的目标，暂时妥协,或者采取折中的办法。

2. 逃避反应

面对挫折,有的人不是采取冷静分析、正确应对的方法,而是采取用酒精、毒品等来麻醉自己,使自己暂时脱离挫折情景。

3. 攻击行为

攻击的对象可能是使自己受挫的人或事,也可能转移到与此无关的人和事上,前者称为直接攻击,后者称为转向攻击。

如果一个人认为受挫的原因是自己的局限性,则会将攻击指向自身,这种攻击行为可以表现为自责、自恨、自怨,甚至自伤和自杀;如果一个人认为受挫的原因是别人造成的,便会攻击别人。由于人格特征的不同,有的人遇到挫折时,倾向于攻击自己,此为"内惩型";而有的人则倾向于攻击别人,此为"外惩型"。

人类大多数的攻击反应是正常的行为反应,具有缓解内心紧张与痛苦的作用,但攻击一般不能消除实现目标的障碍,甚至反而使问题更加复杂化,从而妨碍目标的实现。心理咨询和心理治疗的目的就是,将病人的愤怒、敌意和攻击引导到有利于目标的实现和病人身心健康的轨道上来,通过比较健康的方式加以疏导。

(四)解决挫折的方法

挫折是每一个人都会遇到的,不同的人对挫折反应是不一样的。每一个人遭受挫折,必然有所动作,以求解除挫折带来的心理压力和烦恼,那么,应该如何面对挫折心理呢?

1. 合理宣泄

心里有委屈和怒气以平缓的方式向人倾诉;有疙瘩和误会要开诚布公地交换意见;有意见和矛盾摆事实、讲道理,以理服人;必要时,也可在适当的场合大哭一场,释放能量,消消气。

2. 理智消解

遭受挫折后,先冷静、理智地反省,认真地总结教训,扩大理性思考,强化合理信念,就可以调节自己的情绪和行为,预防不良行为的发生。

3. 替代升华

将挫折变为一股进取的力量,释放到有利于社会的替代行为目标上去,并竭力实现这个崇高的目标。这是一种高级的情感宣泄方式。

4. 注意转移

遭受挫折后,全面考虑,从长计议,用好的、有利的一面来安慰自己。

三、心理应激

(一)应激源及其分类

1. 定义

应激源,是指能引起全身性适应综合征或局部性适应综合征的各种因素的总称。

2. 分类

(1)根据其属性,可将应激源分为以下四类:

• 躯体性应激源,指作用于人的机体,直接产生刺激作用的刺激物,包括各种理化和生物刺激物和疾病等。

• 心理性应激源,包括人际关系的冲突,身体的强烈需求或过高期望,能力不足或认知障碍等。

• 社会性应激源,包括客观的社会学指标,如经济、职业、婚姻、年龄、受教育水平等差异和社会变动性与社会地位的不合适,客观的社会学指标的变迁,个人的社会交往、生活、工作的变化,重大的社会政治、经济的变动等。

• 文化性应激源,即因语言、风俗、习惯、生活方式、宗教信仰等改变造成的刺激或情境。

(2)根据社会生活情况,将应激源分为以下四类:

• 生活事件(Life Events)。

• 日常生活中的困扰。

• 与工作相关的应激源。

• 环境应激源。

(3)根据事件对个体的影响,将应激源分为以下两类:

- 正性生活事件(Positive Events),指对个体的身心健康具有积极作用的事件。
- 负性生活事件(Negative Events),指对个体产生消极作用的不愉快事件。

(4)根据事件的主客观性,可将应激源分为以下两类:

- 客观事件(Objective Events),即不以人们的主观意志为转移,他人也能明显体验到的事件,包括生老病死和天灾人祸等。这些事件能引起强烈的急性精神创伤或是延缓应激反应,即创伤后应激障碍(Post-traumatic Stress Disorder, PTSD)。
- 主观事件(Subjective Events)有时难以被其他人所体会和认同,包括人际矛盾、事业不顺、负担过重等。但这种划分是相对的,很多事件既具有客观性又具有主观性。

3. 空勤人员常见的应激源

(1)外部物质环境。外部物质环境包括自然的和人为的两类因素。属于自然环境变化的因素有寒冷、酷热、潮湿、强光、雷电、气压等,可以引起冻伤、中暑等反应。属于人为的因素有大气、水、食物及射线、噪声等方面的污染等,严重时可引起疾病甚至残废。

(2)个体的内环境。内、外环境的区分是人为的。内环境的许多问题常来自外环境,如营养缺乏、感觉剥夺、刺激过量等。机体内部各种必要物质的产生和平衡失调,如内分泌激素增加,酶和血液成分的改变,既可以是应激源,也可以是应激反应的一部分。包括各种理化和生物学刺激物,如航空噪声、航空振动、加速度、宇宙辐射、高空缺氧、航空毒物和药物,生理、病理性应激源,如睡眠障碍、低血糖以及各种疾病等。

(3)心理社会环境。大量事实说明,心理社会因素可以引起全身性适应综合征,具有应激性。如对不幸的预期、心理冲突和挫折情景、各种考试、上下级或同事之间关系紧张、结婚、夫妻生活不和谐、离婚、亲人生病或死亡、子女升学或就业等,尤其亲人的离丧常常是更加令人注意的应激源,因为在悲伤过程中往往产生明显躯体症状。

(4)职业性应激源。例如,飞行活动需要长时间的注意力集中,以便随时对变化的空中、地面及座舱内的信息进行分析、判断和处理,即由于空勤人员精神高度紧张导致的飞行疲劳;自西向东的跨一定时区的长途飞行所导致的时差效应;由于航空技术日新月异,空勤人员转升机型在所难免,但由于过去已经形成的飞行技能可能对新技能的形成起阻碍作用(技能的负迁移)而导致的学习困难;空中突发事件,如无线电通信障碍、迷航、发动机突然停止、降落时起落架卡阻、两机危险接近或与其他飞行物相撞等;同事的飞行事故;由于医学条件、年龄或技术等原因停飞等。

当应激源作用于个体时,个体会根据其已有的知识和经验进行判断,如果认为自己不能对这个应激源的要求做出适当的反应,并进而认为这将会给自己带来不良的后果时,便会进入应激状态,由此而产生一系列生理和心理的不适应性反应。

(二)应激所引起的生理反应

面临应激源,处于应激状态中的有机体,在体内会出现一系列的生理、神经生理、生化、内分泌、代谢、免疫过程的变化。

1. 应激引起体内分泌的变化

应激源影响多种内分泌的活动,首先是边缘系统作用于神经内分泌的转换中枢——下丘脑,下丘脑释放促肾上腺皮质释放素(CRH)、血管升压素、催产素;而垂体除释放促肾上腺素(ACTH)外,还有生长激素、泌乳素、促甲状腺素、内啡肽、脑啡肽等,一些代谢性内分泌(胰岛素、胰高血糖素)也参与应激过程。

2. 应激与中枢神经系统

大脑是形成心理应激的源头。大脑调控应激反应,同时也是应激激素的靶器官。

应激源进入大脑,即激活神经细胞,引起不同形式的、与刺激源相关而各具特殊性的神经活动。神经细胞内的基因活动同样受环境信息所控制,受循环中的内分泌激素所调节。脑神经细胞即有肾上腺素、性激素和甲状腺素受体。类固醇和甲状腺素受体可调节基因表达过程。也就是说,心理应激过程中产生并在体液中循环的某些激素,可以作用于大脑神经细胞,改变基因表达。

3. 应激与自主神经系统

应激也会使自主神经系统发生若干变化。应激使垂体肾上腺轴活动增强,儿茶酚胺与皮质类固醇血浆水平升高,使胃酸与组胺分泌增加,胃蠕动增加,胃黏液分泌减少;而胃黏膜层微循环紊乱与胃黏膜能量代谢的缺陷、氧自由基形成等是形成溃疡的机制。但切除了肾上腺后,约束制动的小鼠中仍形成了溃疡,抗胆碱药物有阻止溃疡形成的作用。这就说明在溃疡形成的机制中,皮质类固醇的作用不是必要的,副交感神经系统也起一定的作用。

应激初期为交感兴奋,降低了胃黏膜的自身保护能力,继而副交感兴奋,酸度增加,作用于保护能力下降的胃黏膜,形成溃疡。

(三)应激所引起的心理反应

不同的人对同一应激源、同一个人对不同的应激源以及同一个人在不同时期对同一应激源都可以有不同的心理反应。

心理反应一般分为三类:认知反应、情绪反应和行为反应。通常,在应激源的作用下,个体会首先产生认知评价,进而出现情绪改变,最后选择和实施应对策略。后者既可体现为行为改变,还可反过来体现为认知改变。

1. 认知反应

认知反应包括注意力不能集中、注意的范围受限,记忆力减退,思维和理解问题困难,计算、选择和决策困难等。

2. 情绪反应

情绪反应又叫情绪应激,包括焦虑、抑郁、恐惧和愤怒。

焦虑是一种恐惧不安、不愉快的情绪体验。它是人们尚未接触应激源,危险或威胁还较模糊时所产生的情绪反应,也是心理应激下最常见的反应。适度的焦虑可以提高人的警觉水平,促使人们用适当的方法应对应激源,从而更好地适应环境;但过度的焦虑则是有害的,因为它会妨碍人们准确地认识、分析和判断自己所面临的挑战,进而影响人们做出正确的决定。

抑郁,是指一组包括悲观、悲哀、失望和绝望等消极、低沉的情绪体验。该情绪体验常常由"现实丧失"或"预期丧失"所引起,如患病(失去健康)、衰老(失去青春)、亲人死亡、失业、不被重用(失去机会)、高考落榜和子女离家出走等。这类情绪反应的强弱取决于当事人赋予所"丧失"东西的主观价值。

恐惧,是指一种企图摆脱某种特定危险的逃避情绪。它多发生于身体安全和个人价值受到威胁时,此时个体又认为自己无力克服这种危险,所以试图回避。对身体安全的威胁多来自躯体性刺激物,如理化和生物刺激物以及疾病等;对个人价值和信念的威胁多来自于社会刺激物,如人际关系紧张、考试失败、失业等。

愤怒是一个人在追求目标的道路上遇到障碍、受到挫折时的情绪体验。如果一个人认为这一目标是值得追求的,而障碍又是不合理的、恶意的或有人故意设置的,便会产生愤怒的情绪。

抑郁、恐惧和愤怒等情绪反应可以严重地损害人的认知功能,有时候在这些情绪体验和认知功能之间还可以形成恶性循环,使人陷入难以自拔的困境中。此时,一个人会觉得活着没有价值或意义,从而丧失活动的能力和兴趣,甚至产生自恨、自责和自杀。而自我防御机制和社会支持,有助于帮助这些人走出困境,摆脱危机。

3. 行为反应

行为反应包括有意识的行为反应和心理防御机制两种。

人们常常会有意识地采取一些行动来减轻或消除应激所引起的身心上的不适,这就是有意识的行为反应。有意识的行为反应常常包括以下四种行为:

(1)回避。当面对危险时,采取回避的措施,以免受到伤害。如"三十六计,走为上计"。

(2)宣泄。当遇到挫折时,向亲朋好友或者医生倾诉,可以起到缓解心理压力的作用,使自己的情绪和身体状况逐渐恢复正常。

(3)物质滥用。有的人在遇到挫折时,借助香烟、酒精或毒品来麻醉自己,以缓解内心的不安。

(4)幼稚的戏剧性行为。有的人在遇到挫折时,通过一些幼稚的戏剧性行为来引起周围人的关注,以博得别人的同情,或者得到赔偿。

(四)飞行应激障碍

在飞行活动中,突然出现的应激源可能降低空勤人员的活动水平,使其注意范围狭窄、行为刻板,表现出对应激源的无能为力,这就是飞行应激障碍。飞行应激障碍常常表现为以下几个方面:

(1)认知能力的改变。如注意的范围越来越窄;对本已掌握的飞行技术表现出遗忘;思维缓慢,甚至发呆;对各种仪表信息的综合能力越来越低;有意识地忽略一些自认为不太重要的工作以适应过重的工作负荷等。

(2)行为反应。如飞行中的错、忘、漏动作增多;肌肉紧张、震颤甚至僵硬,导致动作粗猛或不协调等。

(3)飞行恐惧症。属于神经症的一种,表现为对飞行职业的极度恐惧。

(五)心理应激对健康的影响

1. 适度的心理应激对人的健康和功能活动有促进作用

应激对人们生活的有益影响,至少表现在以下两个方面。首先,适当的应激经历是人心理和身体得以健康发展的必要条件。童年期应激经历可以培养和提高个体在后来生活中的应付和适应能力,从而可以更加有效地对抗和耐受各种紧张性刺激物致病因素的侵袭。其次,适当的应激又是维持人正常的心理和生理功能的必要条件。

如果人的身体的健康成长和发育离不开躯体性刺激,那么,心理社会性刺激一定是人心理功能发展的必要条件。健全的人格和适应生活变化的良好功能是心理健康的标志之一,它们是在长期的社会生活和实践中逐渐形成的。在这个过程中,充实的心理社会环境起着十分关键的作用。

适度的应激也是维持人们正常的心理功能和生理功能的必要条件。在生活中,人总会碰上各种矛盾,遭受各种紧张因素的袭击。解决矛盾、应付挑战既可引起紧张、劳累、苦恼和痛苦,也可为人们带来成功的喜悦、轻松与欢乐。没有紧张,就无所谓松弛;没有痛苦,就难以体味到幸福。

2. 持续的、超过人的应对能力的心理应激会损害人的健康

心理应激对人的健康的消极影响不容忽视。心理应激会引起一系列的心理和生理反应,这些反应如果比较强烈,就会以临床症状和体征的形式出现,并成为人们身体不适、虚弱、精神疾病的根源和就医寻求帮助的原因。心理应激对健康的消极影响主要表现在以下三个方面:

(1)心理应激可以致病。急性心理应激可以引起以下反应或综合征:

● 急性焦虑反应。急性焦虑反应的主要特征包括极端不安、烦躁、心慌和改变换气等症状。当事者往往以为自己得了重病,为此极为忧虑,情绪反应强烈,这样又会加重躯体症状,以致形成恶性循环。如果得不到医生的正确诊断、处理和情绪支持,常常会导致生活能力的丧失或者造成某些躯体和精神疾病。

● 血管迷走反应。血管迷走反应发生于急性事故、伤害和剧烈疼痛与严重的情绪紊乱后。典型特点是软弱、头晕、出冷汗,之后是意识丧失。这些症状的产生,是由于迷走神经的过度激活,造成血管扩张、心率减慢,以及心输出率和血压下降,从而致使脑血流量急剧减少。

● 过度换气综合征。过度换气综合征表现为窒息感、胸部压迫感、心悸、呼吸困难、眩晕、昏厥、指端麻木以及手足抽搐和痉挛等。与过度换气造成体内二氧化碳丢失导致的呼吸性碱中毒有关。

● 此外,还有紧张性头痛、胃病、癔症、抑郁性神经症、恐惧症等情感障碍和精神分裂症的表现。

(2)心理应激可以加重已有的疾病或使这些疾病复发。心理应激条件下的心理、生理反应,特别是较强烈的消极反应,可加重一个人已有疾病的病情,或造成其复发。例如,一个高血压病病人常常会在其发生家庭纠纷时,病情加重;一个冠心病病人可能会在搓麻将时过度兴奋,致使心肌梗死发作而不治身亡;一个已经治愈的精神病病人会在其失恋或离婚时,再次发病。

（3）心理应激可以导致对疾病的易感状态。心理应激是社会因素损害人体健康的一个重要途径，它主要是作为一种非特异性的致病因素或促发因素而起作用的。心理应激首先引起内环境紊乱，导致过度的心理和生理反应，从而使人处于对各种疾病的易感状态。在这种状态下，如果有其他致病因素的侵袭，就很可能发生疾病。

（六）时差效应

人们在某一时区内长期生活，逐渐形成了人体的生理节律与当地昼夜交替节律的同步化，即似昼夜节律。人体内大约有 100 种的机能活动都具有这种似昼夜节律。在形成这种似昼夜节律活动之后，人在睡眠、觉醒、体温、泌尿、饮食等方面表现出周期性节律或习惯，出现工作能力和睡眠状态的正常交替，以适应昼夜变化。虽然早在 200 多年以前人们就已经发现了这种现象，但是，直到喷气式飞机出现后，人们才真正面临时间差而带来的健康问题。

由于似昼夜节律的相对稳定性，跨子午线或快速跨越若干个时区飞行，即可造成体内的似昼夜节律系统与环境时间系统之间失去平日的同步关系，称之为时差。由时差所引起的警觉水平及工作能力下降、睡眠异常及其他身心不适，称之为时差效应。时差效应的主要表现为头痛、头昏、头胀、失眠多梦、记忆力减退、注意力不集中、情绪不稳、食欲不振及全身不适。其特点是，主诉多而客观体征少，查不出相应器质性病变。据统计，迅速跨越若干个时区的人员中 25%～30% 容易调整，主观无不适或仅有轻微不适；25%～30% 不能调整，症状严重。因此，需对症状严重者进行调整和治疗，以恢复正常生理节律。

如何克服时差效应？

时差效应的机理可能是大脑长期处于紧张状态，兴奋和抑制平衡被破坏，导致脏腑功能失调。时差效应，实质上不是病，而是在新环境下出现的"偏态"，但是它对机体的健康影响还是存在的。有研究指出，长期处于时差效应者，脑的颞叶会出现萎缩现象，将影响短暂记忆和抽象认知功能。

治疗时差效应的关键是，使患者睡眠安好，睡眠好了，其他相应症状也会随之缓解乃至消失。在跨越子午线长距离的飞行中，应尽量争取睡眠以减少时差效应，要少食高脂肪食品和酒精类饮料。

通过适应训练可以减轻或消除时差效应。如果自东向西飞行，可以每天延迟 1 个小时睡觉，并延迟 1 个小时起床；如果自西向东飞行，可以每天提前 1 个小时睡觉，并提前 1 个小时起床。一般来说，跨越 1 个时区 1 天即可适应；将要跨越几个时区，就要提前几天进行这种适应训练，使自己体内的生物钟节律提前与目的地的似昼夜节律相适应。

第二节　神经性疾病的分析与防治

神经性疾病是一组非器质性大脑功能轻度失调而引起的心理疾病。其共同特点是,具有精神、神经和躯体三方面的临床表现,但无器质性病变;个体不良的人格特征常常是发病的基础;起病常与心理、社会因素有关;有自知力,主动求治;病程迁延,常在3个月以上。神经性疾病包括神经衰弱、焦虑性神经症、抑郁性神经症等,是空勤人员常见的心理疾病,也是导致飞行员停飞的最常见的医学原因之一。

一、神经衰弱

神经衰弱是一种既容易兴奋和激惹,又容易疲劳和衰竭,并伴有睡眠、情绪障碍和自主神经系统功能紊乱的一类神经症。主要是由于某些长期存在的精神因素引起大脑活动过度紧张,从而产生脑力活动能力的减弱。主要表现为容易兴奋和迅速疲劳,如头昏、头痛、脑涨、失眠、多梦,近事记忆减退,注意力不集中,工作效率低下,烦躁易怒,疲乏无力,怕光、怕声音、耳鸣、眼花,精神萎靡等,并常常有各种躯体不适感,如心跳、气急、食欲不振、尿频、遗精等。病人常由于对疾病的认识不足,或由于有些医生对疾病的不当解释和处理,产生医源性的担心和焦虑,有的可以产生疑病观念。

神经衰弱是一种最常见的神经症,其患病率居各类神经症之首,也是大学生辍学的主要原因。患者的症状时轻时重,病程迁延,病情的波动常常与社会心理因素有关。

(一)病因

引起神经衰弱的病理机制很复杂,尽管国内外精神病学家对此做了大量的研究工作,但关于引起神经衰弱的病因目前仍不十分明朗。经过众多精神病学家的调查研究,一般认为神经衰弱与下列三个因素密切相关。

1. 诱发因素

诱发因素主要是指导致神经衰弱的各种社会心理因素。尽管精神病学的学派很多,但对精神应激与神经衰弱关系的看法,却有共识。普遍认为,各种引起神经系统功能过度紧张的社会心理因素,都会成为本病的促发因素。随着我国改革开放的深入,在经济高速发展的同时,社会工业化、人口城市化、居住稠密、交通拥挤、竞争激烈、失业、下岗、个人收入的悬殊、社会存在的某些不良现象等都会使人们的精神紧张。发生在我们周围的生活事件,若发生过多,变迁甚大,也会让人牵肠挂肚,如股民对股票的涨跌,若过于投入,也会造成严重的心理负担,最终引起神经衰弱。

长期的精神或心理创伤,如家庭纠纷、婚姻不幸、失恋、邻里关系紧张等,也会使人们精神过于紧张,心理负荷过重而出现神经衰弱。大量的调查研究表明,神经衰弱的患者发病前一年内经历的生活事件的频度明显高于对照组。

脑力活动时间过长,学习负担过重,尤其是学习成绩不好、重大考试受挫时,常常会造成神经负担过重,成为学生神经衰弱的重要原因。

2. 易感素体因素

辩证法告诉我们,内因是变化的根据,外因是事物发生变化的条件。神经衰弱发病也是如此。为什么在同样的生活、工作环境下,有的人患神经衰弱,而多数人都不会。这里就有一个易感素体因素,包括遗传和人格类型、年龄、性别等因素。

神经衰弱与人的性格有很大关系。一般认为,性格内向、情绪不稳定者,多表现为多愁善感、焦虑不安、保守、安静等特点,易患神经衰弱。他们往往是什么特殊的兴趣爱好也没有,几乎没有很高兴的时候。他们信仰养生之道,爱吃补品,对改变生活习惯很敏感,过分注意自身的感觉,喜欢看医书,容易受医书影响而感到不适。巴甫洛夫认为,人的高级神经活动类型属于弱型和中间型的人,易患神经衰弱。这类个体往往表现为孤僻、胆怯、敏感、多疑、急躁或遇事容易紧张等。

3. 维持因素

维持因素,是指患者所处的社会文化背景及个体病后附加的反馈信息,使疾病形成恶性循环,迁延不愈。

第二次世界大战期间,曾在纳粹集中营被长期拘役的幸存者们,几乎百分之百地患有焦虑、抑郁、紧张、失眠等神经症症状。如一个人搬迁到一个语言不通,习惯不一样的地方,也可使他产生不良的心理反应,有些还会产生神经衰弱。工业化和都市化的发展,也使神经衰弱的患者增加,如台湾地区 1946～1948 年神经症患病率为 1.2‰,15 年之后上升到 7.8‰,其中包括神经衰弱患者也在增加。

总的来说,神经衰弱的病因和发病机理仍未完全清楚。但多数精神病学家认为,是由于心理社会应激超过了病人所能承受的能力,神经功能过于紧张引起的,这就涉及社会、家庭环境、心理、性格等诸多内容。

(二)临床表现

神经衰弱的主要症状如下:

(1)衰弱症状。衰弱症状为神经衰弱的基本症状。患者感到精力差、容易疲劳,学习或工作的时间稍长即感到头昏脑涨,甚至头痛;注意力不能持久集中,思维缓慢,记忆力减退,学习和工作效率降低。

(2)情绪症状。焦虑、烦躁和容易激惹。患者常常因为生活、学习和工作中的矛盾与困难而怨声连天或发脾气。

(3)兴奋症状。兴奋症状表现为容易兴奋。患者联想和回忆增多,且很难控制,不容易集中精力去做一件事,但无语言及运动增多;对声、光刺激特别敏感。

(4)肌肉紧张性疼痛。常常表现为头痛。这种头痛往往没有固定的部位,在学习和工作时加重,休息后缓解;也可以表现为颈项僵直、四肢酸痛或腰酸背痛等。

(5)睡眠障碍。睡眠障碍为神经衰弱最常见的症状之一,多为入睡困难,也表现为多梦和容易惊醒等,患者常常因为睡眠障碍而苦恼不堪。

(6)继发性生理心理反应。主要表现在自主神经系统功能紊乱和疑病两个方面。出现心慌、厌食、腹胀、腹泻、便秘、多汗、尿频、勃起功能障碍和早泄等;患者还常常因为过分关注自己躯体出现的种种不适而产生疑病和焦虑,导致症状加重,而加重的症状又反过来促进疑病和焦虑,形成恶性循环。

(三)神经衰弱对空勤人员健康的影响

神经衰弱是由于大脑高级神经中枢和自主神经功能的失调,致使患者不仅有头痛、头昏、失眠及记忆力减退等大脑功能紊乱的症状,而且还可出现循环、消化、内分泌、代谢及生殖系统等功能失调的症状。患者自觉症状繁多,精神负担极重,不少人服了许多滋补药物,仍得不到理想的疗效,因而担心得了什么大病没有被查出来,思想苦恼,到处检查求治,浪费了许多时间和金钱。

空勤人员患神经衰弱往往导致情绪紧张、焦虑、烦恼、睡眠不足、食欲不振、免疫功能下降,还可并发其他疾病,对飞行安全和客舱服务质量都将产生严重影响。此外,乘务员患神经衰弱,还将影响团队合作,恶化人际关系。而这些因素,反过来又会使疾病进一步加重,形成病理的恶性循环,影响疾病的预后。

因此,神经衰弱虽不危及空勤人员的生命,但却在一定程度上影响了其身心健康和正常生活。

（四）治疗

1. 心理治疗

神经衰弱的治疗常常是以心理治疗为主,并辅以药物或物理治疗的方法。让患者对神经衰弱的病因、病程及预后有一个正确的认识,使患者明白神经衰弱是可以治愈的,以稳定患者的情绪,并树立战胜疾病的信心。

纠正患者不良的性格特点,帮助患者采取积极的应对措施以缓解或解除心理冲突,如制定合理的作息制度,鼓励患者适当地进行体育锻炼和参加文体、社会活动等。

2. 药物治疗

使用药物治疗的目的是,减轻或消除焦虑等情绪障碍,调节神经系统功能和改善躯体状况,以增强心理治疗的效果。

苯二氮卓类:此类药物可以减轻焦虑、松弛肌肉和改善睡眠。常用的有:安定、硝西泮、阿普唑仑和艾司唑仑等。

三环类抗抑郁药:此类药物主要起到调节情绪的作用。常用的有多虑平和阿米替林等。

调节自主神经功能的药物:主要为 β 受体阻滞剂,起到对抗交感神经功能亢进的作用。常用的有普萘洛尔等。

（五）预后

神经衰弱预后较好。《民用航空人员体检合格证管理规则》(CCAR-67FS-R4)规定,治愈后各级体检合格证均合格。

二、焦虑性神经症

焦虑性神经症是以反复发作的惊恐不安或广泛而持续性的焦虑为主要症状,并伴有心慌、胸闷、呼吸急促、头晕、口干、出汗、尿频、尿急等自主神经系统症状和运动性不安的一种神经症,简称焦虑症。

（一）病因

(1)遗传因素。有焦虑症家族史的人,其焦虑症的发病率为 15%,远高于一般人群 5% 的发病率;而单卵双生子的同病率更是高达 50%。

（2）心理因素。精神分析学派认为,焦虑症源于内在的心理冲突。据统计,焦虑症患者在病前 6 个月遭受到各种心理应激（如亲人死亡、离婚和失业等）的比例高达 58.5%。

（3）神经生理因素。焦虑症患者的神经功能活动全面亢进,其中尤以交感神经系统的功能亢进为甚。

（二）临床表现

焦虑性神经症主要表现为以下两种情况。

（1）急性焦虑症,又叫惊恐发作。表现为反复突然出现的无明确原因的极度惊恐,并伴有濒死感或失控感。检查可以发现患者心跳加快、呼吸急促、多汗和面部潮红等自主神经功能活动全面亢进以及运动性不安等。患者可能在看书、散步或干其他事情时突然感到强烈的恐惧,往往还发出惊叫、呼救,甚至跑出室外。

（2）慢性焦虑症,又叫广泛性焦虑。表现为持续的无固定内容和明确对象的担心或紧张不安。患者常常对事实上并不存在的某种危险或威胁总是感到担心害怕、终日坐卧不宁、心烦意乱、忧心忡忡。因交感神经功能亢进而出现心慌、胸闷、呼吸急促、口干、尿频、尿急和性功能障碍等;因神经过敏而出现易激惹、畏光、对声音反感和怕拥挤等;因肌肉紧张而出现头痛、肌肉痛以及双手轻微震颤等;因过分警觉而出现睡眠障碍、注意力不能集中和记忆力下降等。

（三）治疗

1. 心理治疗

焦虑症的治疗以心理治疗为主,症状严重或急性发作时,可辅以药物治疗。

心理治疗使患者认识到焦虑的客观存在,是不能回避的,并尝试着接纳它。正所谓"无为而无所不为",这样,焦虑的症状便会逐渐减轻。具体治疗方法如下:

（1）增加自信。自信是治愈神经性焦虑的必要前提。一些对自己没有自信心的人,对自己完成和应付事物的能力是怀疑的,夸大自己失败的可能性,从而忧虑、紧张和恐惧。因此,作为一个神经性焦虑症的患者,必须首先自信,减少自卑感。应该相信自己每增加一次自信,焦虑程度就会降低一点,恢复自信,也就是最终驱逐焦虑。

（2）自我松弛。也就是从紧张情绪中解脱出来。比如，在精神稍好的情况下，去想象种种可能的危险情景，让最弱的情景首先出现，并反复重现。慢慢地，在想到任何危险情景或整个过程时，都不再体验到焦虑。

（3）自我反省。有些神经性焦虑是由于患者对某些情绪体验或欲望进行压抑，使之潜伏于无意识中，便产生了病症。发病时，患者只知道痛苦、焦虑，而不知其因。因此，在此种情况下，患者必须进行自我反省，把潜意识中引起痛苦的事情诉说出来。必要时可以发泄，发泄后症状一般可消失。

（4）自我刺激。焦虑性神经症患者发病后，脑中总是胡思乱想，坐立不安，百思不得其解，痛苦异常。此时，患者可采用自我刺激法，转移自己的注意力。如在胡思乱想时，找一本有趣的能吸引人的书读，或从事紧张的体力劳动，忘却痛苦的事情。这样就可以防止因胡思乱想而产生其他病症，同时也可增强适应能力。

（5）自我催眠。焦虑症患者大多数有睡眠障碍，很难入睡或突然从梦中惊醒，此时可以进行自我暗示催眠。例如，可以数数，或用手举书本读等促使自己入睡。

2. 药物治疗

苯二氮卓类：此类是治疗焦虑症的主要药物，疗效肯定。常用的有：安定、阿普唑仑、硝西泮和艾司唑仑等。

抗抑郁药物：对焦虑症也有肯定的疗效。常用的有：丙咪嗪、多塞平、阿米替林和氟西汀等。

（四）预后

焦虑性神经症预后较好。《民用航空人员体验合格证管理规则》（CCAR-67FS-R4）规定，治愈后各级体检合格证均合格。

三、抑郁性神经症

抑郁性神经症，是指以持久的情绪低落为主要临床表现，并伴有焦虑、躯体不适和睡眠障碍的神经症，简称抑郁症。

抑郁症在人群中的患病率较高，在全世界十大疾病中居第五位，在各类神经症中居第二位。抑郁症患者大部分是男性，尤其是成功的男性居多。我国民航规定，空勤人员一旦确诊患抑郁性神经症，各级体检均难以合格，直接导致丧失航空飞行的工作机会。因此,抑郁性神经症的预防与治疗对于空勤人员意义重大。

(一)病因

1. 心理和社会因素

几乎所有的病例均可询问出作为诱因的精神因素。如事业受挫、工作压力大,人际关系紧张,夫妻争吵、离异,意外伤残和患严重的躯体疾病等,使患者担心、焦虑,以致产生抑郁、苦闷、沮丧。

2. 性格特点

抑郁症的发生与患者的性格也有关系。患者多为不开朗、沉默寡言、情绪低落、精力不足、悲观敏感和依赖性较强者。正常人工作和生活中遇到挫折、意外打击后,产生压抑、焦虑情绪也很多见,但抑郁性神经症患者,抑郁症状较重,持续时间长久。

(二)临床表现

1. 心理异常

患者常诉说心情不畅、消沉、沮丧,看事物如墨镜般灰暗。即使在风景美丽的环境中,也毫无欣赏的心情甚至感到枯燥乏味。对工作无信心,无兴趣,无热情,对未来悲观失望,常感精神不振或疲乏,有时感到生活非常寂寞和孤独无助,部分病人有轻生的念头。

飞行安全事关重大,空勤人员患有抑郁性神经症将对飞行安全造成隐患。因此,世界各国民航都对此给予高度重视。

2. 躯体症状

病人自述头痛、背痛、四肢痛等症状,但查不出疼痛的原因。也有患者尽管感到胸闷、心慌、胃空、腹泻等,但无相应脏器的损害改变。患者也可表现为失眠,但无早醒。

（三）治疗

1. 心理治疗

心理治疗与药物治疗同样重要。帮助患病的空勤人员了解抑郁性神经症的病因和性质,消除焦虑情绪,以正确的态度对待疾病;创造一个祥和、温馨的环境气氛,以激发患病的空勤人员交往和生存的欲望;对自杀危机进行干预。

2. 药物治疗

由于抑郁症不仅仅有心理障碍,而且还有神经递质的改变,所以还需要药物来进行治疗。

三环类抗抑郁药物:主要有多塞平、阿米替林、丙咪嗪和氯丙咪嗪等。

选择性五羟色胺再摄取抑制剂:主要有百忧解。百忧解(盐酸氟西汀)是目前治疗抑郁症较好的药物,也是全球销售量较大的一种抗抑郁药物,它的问世被有关专家认为是抗抑郁药物发展的重大飞跃。其他常见的还有帕洛西汀和舍曲林等。

（四）预后

绝大多数抑郁性神经症患者的病程较长,但预后良好。若病情反复且有显著抑郁人格者病情迁延,预后较差。

《民用航空人员体验合格证管理规则》(CCAR-67FS-R4)规定,抑郁性神经症治愈后,各级体检合格证均合格。

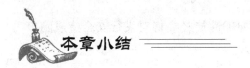

本章小结

航空飞行较为封闭的工作环境以及一定的危险性,往往会对空勤人员的心理产生一定的影响。本章详细地分析了几种常见的心理疾病产生的原因、主要症状以及对航空飞行带来的影响。应重点掌握心理冲突、挫折以及心理应激的产生条件和主要影响,并掌握避免这些心理问题的方法。

本章的学习,有助于空勤人员调节心理状态,保持心理健康,提高服务质量。

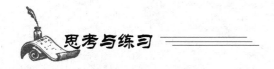

1. 常见的心理冲突有哪几大类？如何解决？

2. 挫折产生的条件有哪些？导致挫折的原因有哪些？挫折引起的心理反应有哪些？

3. 什么是飞行应激障碍？它有哪些表现？

4. 简述心理应激对健康的影响。

5. 什么叫时差效应？主要有哪些表现？如何克服？

6. 神经性疾病有哪些共同的特点？常见的神经性疾病有哪些？

第四章

空勤人员的营养要求

● 课前导读 ●

　　本章主要介绍航空飞行中的营养问题。首先介绍航空飞行对空勤人员的消化功能和营养代谢的影响,之后详细阐述空勤人员的合理膳食结构、膳食中营养素的供给标准以及膳食制度。

教学目标

通过本章的学习,应了解和掌握以下主要内容:

知识目标

1.了解航空飞行对生理代谢的影响。

2.了解空勤人员膳食结构中各种营养素的比例。

3.掌握空勤人员营养素的供给标准和膳食制度。

技能目标

1.掌握如何有效地消除飞行活动对消化功能和营养代谢所带来的不利影响。

2.掌握在航空飞行中合理配置膳食的主要方法。

第一节　航空飞行对生理代谢的影响

　　由于空勤人员是在特殊的劳动条件下进行工作,故必须研究在飞行活动中各种因素对空勤人员的生理代谢方面,尤其是对消化系统方面的影响,以便掌握空勤人员在营养膳食上的特殊需要。

一、航空飞行对消化功能的影响

飞行中高空氧气较地面减少或缺乏,直接影响消化腺的正常分泌。另外,飞行的速度、震动、噪声等对消化机能也有一定的影响。缺氧、低气压和精神紧张等,可使消化机能降低。飞行中的加速度和振动,能引起胃肠功能紊乱。实际上,空勤人员的胃肠功能紊乱通常都跟飞行活动中的各种负荷因素有关。在飞行活动的各种负荷中,对人体消化功能影响最大的是缺氧。

(一)缺氧对食欲的影响

缺氧会影响人对食物的消化和吸收,降低人的食欲。轻度缺氧可导致味觉异常,此时表现为口中无味、吃饭不香、喜吃酸甜食品等,但食量往往没有大的减退;严重缺氧时,食欲明显受到影响,此时感觉厌油、口苦等。在缺氧环境中,人对酸甜的饮料、水果比较乐于接受,对巧克力难以接受。对此在飞行时,应给予充分的考虑。

(二)缺氧对唾液腺分泌的影响

唾液腺的分泌主要是神经反射性分泌。在氧气不足时,唾液的分泌受到抑制,分泌量减少,唾液的成分发生改变,影响消化吸收。

(三)缺氧对胃腺的影响

胃腺分泌也同样受到神经反射性的影响。缺氧可抑制胃腺的分泌,使胃液的成分发生改变。该抑制与改变可因缺氧程度、刺激物的不同和个体差异而有所不同。胆囊因缺氧分泌胆汁的机能受到抑制,胆汁分泌减少,脂肪消化受到影响。因而,空勤人员在飞行前或飞行中宜食用低脂食物。

(四)缺氧对肠腺和胰腺的影响

神经对肠腺和胰腺的控制力较弱,只有较严重缺氧时,肠腺和胰腺对食物的选择性分泌较差。正常情况下,食物中蛋白质多时,分泌蛋白酶多;食物中糖多时,则分泌淀粉酶多。而在严重缺氧时,两者均不增加。

(五)缺氧对胃肠运动机能的影响

缺氧可以引起胃排空时间延长。胃的周期收缩因缺氧受到抑制后往往发生急性消化不良症状,表现为食欲不振、恶心、厌食,甚至出现胃的反逆蠕动现象而产生的剧烈呕吐。因此,在飞行前暴饮暴食后立即飞行,飞行中容易引起腹胀、腹痛甚至出现呕吐。所以空勤人员在飞行前必须遵守膳食制度。

二、航空飞行对营养代谢的影响

（1）由于在高空中作高速度飞行时,要求空勤人员反应灵敏,精神经常处于紧张状态,致使氧气消耗量增加。

（2）飞行对蛋白质代谢的影响。缺氧对蛋白质代谢质量的影响不大,但某些氨基酸的代谢过程却发生明显的障碍,如组氨基酸和精氨酸分解不完全等。

（3）飞行对脂肪代谢的影响。缺氧时,体内脂肪正常代谢过程受到破坏,酮体排出有升高的现象。当调整膳食结构、供给高糖膳食或给予大量葡萄糖时,对酮体的产生则有明显的抵抗作用。

（4）飞行对血中胆固醇的影响。在缺氧和长时间紧张飞行时,可引起血中胆固醇含量增加;当降低膳食中动物性脂肪含量和增加维生素以后,飞行中胆固醇的代谢有所改善。

（5）飞行对血脂水平的影响。由于受空勤人员负荷重和空勤人员膳食特点的影响,空勤人员血脂含量高于地面工作人员。

（6）飞行对维生素的影响。实践证明,低压缺氧、噪声、震动和精神紧张等因素,使维生素的消耗量增加。

（7）飞行对无机盐代谢的影响。一般高空飞行对无机盐的代谢无重大影响,但血及尿中的矿物质成分则有改变,表现为血中钾含量增高和血及尿中钠含量减少。

第二节　空勤人员的膳食要求

一、空勤人员的合理膳食结构

（一）空勤人员膳食结构的比例

由于飞行负荷可影响人体的消化机能和代谢活动,因此,飞行时有必要对膳食的结构进行一定的调整,来减轻或消除这些不良因素的影响。如前所述,由于飞行活动对消化腺体的分泌和胃肠道蠕动有抑制作用,所以高脂食物和高蛋白食物不如糖类食物容易消化。由于飞行活动可影响脂肪的正常代谢,氧化不全的代谢产物在体内聚集,影响正常的生理功能,而且由于飞行时胆汁分泌的减少,脂肪的消化也会受到影响,所以高脂肪膳食对飞行也是不利的。由于飞行环境中的一些因素可导致某些氨基酸代谢的障碍,产生一些中间产物,从而降低飞行耐力,因此,飞行膳食中蛋白质的含量也不宜过高。而糖的代谢受飞行活动的影响,其消耗量明显增加。因此,一般主张飞行前及飞行中膳食的配制是高糖、低脂和适量蛋白质的原则。具体比例是:糖占总热量的 $60\% \sim 65\%$,脂肪占 $20\% \sim 25\%$,蛋白质占 $12\% \sim 24\%$。

(二)空勤人员膳食结构中维生素的问题

很多维生素是细胞内呼吸酶的重要辅酶,对物质和能量代谢起着重要作用。飞行负荷可引起体内维生素代谢的改变,酶的活性也将随之受到影响。通过补充一定量的维生素,可提高缺氧时细胞内酶的活力,增加细胞呼吸功能和对氧的利用率,从而使飞行耐力得以提高。有研究表明,空勤人员维生素的需要量增加与飞行中缺氧、加速度、振动、噪声等因素以及精神紧张时固醇类激素代谢的改变有关;血中胆固醇的水平与各种维生素的水平呈负相关,即飞行中血胆固醇增高,维生素在血液中的浓度以及在尿中的排出量均下降,其中尤以维生素 B_1、维生素 B_2 和维生素 C 最为明显。当补充维生素后,飞行中胆固醇不再增高,物质代谢的指标也趋于正常;维生素 B_6 的代谢和前庭器官的敏感性有密切关系,飞行负荷可引起蛋白质代谢的增加,蛋白质分解产物中某些胺类物质能使前庭功能发生紊乱;而维生素 B_6 则有调节这些胺类物质代谢的作用。

二、空勤人员每日膳食中营养素的供给标准

为保证空勤人员身体健康,提高飞行作业能力,延长飞行年限,保证飞行安全,1995 年中国民用航空总局制定了空勤人员每日膳食中营养素的供给标准。

(一)主题内容与适用范围

标准规定了空勤人员每日膳食中热能、蛋白质、脂肪、维生素、无机盐与微量元素的供给量,并对膳食质量提出了相应要求。

标准适用于从事民用航空飞行作业的空勤人员。

（二）营养与膳食要求

1. 膳食营养素供给标准值

空勤人员每日膳食中营养素的供给标准值如表4-1所示。

2. 膳食质量要求

（1）膳食中动物性蛋白质和大豆类蛋白质应占摄入蛋白质总量的40%～60%。

（2）膳食脂肪中,饱和脂肪酸与单不饱和脂肪酸、多不饱和脂肪酸的比例应为1∶1∶1。

（3）每日膳食中胆固醇摄入量应控制在700毫克以下。

（4）膳食中食糖能量不应超过总能量的10%。

（5）膳食中维生素A(又称"视黄醇")至少应有1/3来自动物性食物。

空勤人员膳食结构如表4-2所示。

表4-1 空勤人员每日膳食中营养素的供给标准值

项　目	单　位	标准值
能　量	兆焦耳(MJ)	13.1(12.0～14.2)
蛋白质	克(g)	120
脂肪*	百分比(%)	20～30
钙	毫克(mg)	800
铁	毫克(mg)	15
磷	毫克(mg)	1200
锌	毫克(mg)	15
硒	微克(μg)	50
碘	微克(μg)	150
维生素A	微克(μg)	1000
维生素D	微克(μg)	10
维生素E	微克(μg)	12
硫胺素	毫克(mg)	2
核黄素	毫克(mg)	2
烟　酸	毫克(mg)	20
吡哆醇	毫克(mg)	2
抗坏血酸	毫克(mg)	100～150

注：* 为脂肪能量占总能量的百分比。

表 4-2　空勤人员膳食结构

食物种类	每日供应量(克/人)
粮　食	400~500
畜肉(瘦)	130
禽　肉	100
水产品	150
动物内脏	50
乳　类	250
豆　类	100
蛋　类	60
蔬菜类	500(叶菜、花菜大于1/2)
水果类	500
食　糖	80
菌藻类	10~15
干硬果类	15
植物油	50
饮料类	10%*
调料类	5%*(食盐小于10克)
复合维生素丸	1粒

注：＊为全日伙食中的百分比。

三、空勤人员的膳食制度

(一)空勤膳食的配制原则

平时不飞行时,空勤人员的膳食应多样化,各种营养素要合理搭配,保持膳食平衡。在飞行期间,为了减轻飞行环境因素对机体消化吸收的影响,膳食配制应注意以下原则：

(1)高糖、低脂、适量蛋白质、丰富维生素的原则,并注意烹调方法,使之易于消化。进餐速度不宜过快,要细嚼慢咽。

(2)飞行前的食物应少而精,避免体积过大。一些粗糙的食物含纤维素较多,在肠内易被分解发酵,产生气体,导致饮食性高空胃肠胀气。

(3)选择一些能刺激胃液分泌的食物,如肉汤、带酸味的食品等。

(二)空勤人员的膳食制度

足够数量和一定比例的营养素是保证空勤人员营养的前提,但合理的膳食制度也是必不可少的。空勤人员合理的膳食制度包括以下内容:

(1)不飞行日实行三餐制,飞行日实行四餐制。

(2)进餐时间:早餐应在飞行前 1.5～1 小时进餐;午餐由于较为丰盛,应在飞行前 2 小时进餐;飞行时间在 4～5 小时以上应加餐,加餐的原则是少而精。夜间飞行时,晚餐蛋白质含量不宜过高,以免增加神经系统的兴奋性而影响晚上的睡眠。

(3)禁止空腹和饭后立即飞行。因为大脑中的能量储备很少,其能量的消耗完全靠血糖来补充,所以大脑对低血糖特别敏感,而空腹常常是导致低血糖的原因。饭后立即飞行可导致疲劳、嗜睡和智力下降,从而影响飞行效率和飞行耐力。

(4)禁止飞行日饮酒。饮酒会降低高级神经活动功能,因此,飞行人员饮酒后 8 小时以内不准参加飞行。

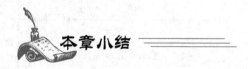

本章小结

由于航空飞行的特殊工作环境,对空勤人员的膳食与营养提出了特殊的要求。本章在学习过程中,应重点掌握空勤人员营养的特点及空勤人员的膳食要求,了解并掌握在航空飞行过程中合理配置膳食、搭配营养的方法。本章内容的学习,对于空勤人员合理配置膳食、搭配营养,保证身体健康具有一定的指导作用。

思考与练习

1. 飞行活动对消化功能和营养代谢有什么影响?
2. 空勤人员在不飞行时以及飞行中膳食配制的原则是什么?
3. 空勤人员合理的膳食制度包括哪几个方面?

第五章

空勤人员应预防的常见疾病及用药安全

课前导读

　　本章主要介绍由于工作环境的特殊性，空勤人员应特别注意预防的常见疾病。本章介绍乙型肝炎的传染源、传播途径及预防措施，分析高血压、冠心病的发病原因以及防治措施。

教学目标

通过本章的学习，应了解和掌握以下主要内容：

知识目标

1. 了解并掌握乙型肝炎的传染源、传播途径，以及预防与治疗的主要方法。

2. 了解并掌握高血压、冠心病的发病原因和主要的治疗手段。

技能目标

1. 在实际飞行工作中，掌握预防乙型肝炎的主要方法。

2. 在实际生活中，掌握上述常见病症的预防与治疗方法。

　　预防各种疾病的发生是我们保护健康的重要手段。在本章，我们将介绍一些严重影响空勤人员健康的常见病的相关知识，主要包括可以预防的感染性疾病以及与人们生活方式密切相关的疾病。另外，我们还将介绍一些基本的用药安全常识。

第一节　乙型肝炎

　　空勤人员，特别是客舱服务人员由于工作的特殊性，频繁、广泛地接触来自各地的旅客,因此需要掌握一些常见传染病的相关知识和预防措施,以便保证自身健康,提高服务质量。

一、乙型肝炎的传播

乙型肝炎曾是我国空勤人员的一种常见病,占空勤人员医学停飞的8.8%,居第二位,仅次于屈光不正;占空勤学员医学停飞的7.6%,也居第二位,仅次于高血压病。近年来,由于乙肝疫苗的广泛应用,空勤人员和空勤学员中的乙型肝炎得到了较好控制。

(一)传染源

乙型肝炎的传染源是急、慢性患者的病毒携带者。病毒存在于患者的血液及各种体液(汗液、唾液、泪、乳汁、羊水、阴道分泌物、精液等)中。急性患者自发病前3~2个月即开始具有传染性,并持续于整个急性期。乙型肝炎表面抗原阳性[HBsAg(+)]的慢性患者和无症状携带者中凡伴有乙型肝炎 e 抗原阳性[HBeAg(+)]的患者等,均具有传染性。

在工作中,乘务员由于经常需要近距离接触乘客,因此,被乙型肝炎患者或病毒携带者传染的概率大大增加。

(二)传播途径

乙型肝炎的传播途径包括:①输血及血制品以及使用污染的注射器或针刺等;②母婴垂直传播(主要通过分娩时吸入羊水,产道血液,哺乳及密切接触,通过胎盘感染者约5%);③生活上的密切接触;④性接触传播。此外,还有经吸血昆虫(蚊、臭虫、虱等)叮咬传播的可能性。

在客舱服务中,下列情况可能导致乘务员被传染乙型肝炎:①与乘客近距离交谈,因唾液飞沫而造成的传染,这是造成乘务员被传染乙型肝炎的主要原因;②客舱内吸血蚊叮咬而造成的传染。目前,客舱起飞前,普遍开展灭蚊工作,但因灭蚊工作不彻底而造成感染的可能性仍然存在。

(三)人群易感性

人类对各型肝炎普遍易感,各种年龄段均可能发病。其中肝脏功能异常,或存在病变的乘务员尤其易受乙肝病毒的侵袭。男性乘务员有长期嗜酒习惯者,可导致肝损伤,易受乙肝病毒的感染。此外,体质较差与免疫力低下的乘务员,感染乙型肝炎的概率也较高。

二、乙型肝炎的预防

（一）管理传染源

1. 隔离和消毒

对患有乙型肝炎的乘务员隔离至病情稳定后，可以继续工作。但应加强对患者的分泌物、排泄物的消毒处理。

2. 对献血员的管理

献血员应在每次献血前进行体格检查，检测 ALT 及 HBsAg（用 RPHA 法或 ELISA 法）。HBsAg 阳性者，不得献血。有条件时，应开展抗-HCV 测定，抗-HVC 阳性者不得献血。

3. 对 HBsAg 携带者的管理

携带 HBsAg 的乘务员应注意个人卫生和经期卫生，以及行业卫生，以防唾液、血液及其他分泌物污染周围环境，感染他人；个人食具，刮刀修面用具，漱洗用品等应与健康人分开。

（二）切断传播途径

（1）加强客舱饮食卫生管理、环境卫生管理以及粪便无害化处理，提高个人卫生水平。

（2）感染乙型肝炎或携带病毒的乘务员的洗漱用品及食具专用。

（3）严格开展客舱灭蚊工作。

（4）培养乘务员养成良好的卫生习惯，常用肥皂、流动水洗手。

（三）保护易感人群

（1）对于患有肝脏疾病的乘务员，应尽量不安排其直接与旅客接触，减少感染概率。

（2）合理安排工作强度，避免乘务员过度疲劳，降低免疫力。

第二节　高血压病

高血压病是最常见的心血管疾病之一,它与冠心病、脑血管疾病等密切相关。因此,世界各国均十分重视对高血压病的发病机理及临床防治的研究。由于空勤人员工作环境的特殊性,高血压病也是空勤人员的常见病和多发病。由于高血压病易引发心、脑、肾的并发症,尤其是脑卒中、致残和致死率者都很高,危害很大。因此,国内外航空医学界对高血压病做了严格的规定。

一、高血压病的诊断标准与分级

1999 年,世界卫生组织和国际高血压联盟(WHO-ISH)提出了新的高血压病诊断标准和分级,对高血压病的预防和治疗提出了更高的要求,如表5-1所示。

表 5-1　高血压病诊断标准和分级

类　别	收缩压[毫米汞柱(mmHg)]	舒张压[毫米汞柱(mmHg)]
理想血压	<120	<80
正常血压	<130	<85
正常高限	130~139	85~89
单纯收缩性高血压	≥140	<90
亚组:临界高血压	140~149	<90
1 级高血压(轻度)	140~159	90~99
亚组:临界高血压	160~179	100~109
2 级高血压(中度)	160~179	100~109
3 级高血压(重度)	≥180	≥110

由于血压受生物钟节律、情绪、环境、烟、酒等许多因素的影响,高血压病的诊断不能仅仅依靠某一次的测量值做出诊断。《民用航空人员体检合格证管理规则》(CCAR-67FS-R4)中规定,高血压的鉴定应在 7 日之内连续测量 3 日,每日测量 2 次,然后取 6 次的平均值来进行判断;当收缩压持续超过 155 毫米汞柱或舒张压持续超过 95 毫米汞柱时,各级体检合格证都不能取得。

二、高血压病的病因

高血压病的病因目前尚不十分清楚,一般认为是在一定的遗传背景下,由于多种后天因素的作用使正常血压调节系统功能失常所致。以下因素可能与发病有关。

1. 遗传

高血压的发病有较明显的家族集聚性,双亲均有高血压的正常血压子女(儿童或少年)血浆去甲肾上腺素、多巴胺的浓度明显较无高血压家族史的对照组高,以后发生高血压的比例亦高。国内调查发现,与无高血压家族史者比较,双亲一方有高血压者的高血压患病率高 1.5 倍,双亲均有高血压病者则高 2~3 倍;高血压病患者的亲生子女和收养子女虽然生活环境相同,但前者更易患高血压。动物实验已筛选出遗传性高血压大鼠株(SHR),分子遗传学研究均表明遗传因素的作用。

2. 饮食

(1)盐类。与高血压最密切相关的是 Na^+,人群平均血压水平与食盐摄入量有关,减少每日摄入食盐量可使血压下降。有报告显示,高血压患病率和夜尿钠含量呈正相关,但亦有不同的意见,这可能与高血压人群中有盐敏感型和非盐敏感型之别有关。高钠促使高血压可能是通过提高交感张力增加外周血管阻力所致。饮食中 K^+、Ca^{2+} 摄入不足,Na^+/K^+ 比例升高时,易患高血压;高 K^+ 高 Ca^{2+} 饮食,可能降低高血压的发病率,动物实验也有类似的发现。

(2)脂肪酸与氨基酸。降低脂肪摄入总量,增加不饱和脂肪酸的成分,以及降低饱和脂肪酸比例可使人群平均血压下降。动物实验发现,摄入含硫氨基酸的鱼类蛋白质,可预防血压升高。

(3)饮酒。长期饮酒者,高血压的患病率升高,而且与饮酒量呈正比。可能与饮酒促使皮质激素、儿茶酚胺水平升高有关。

3. 职业和环境

流行病材料提示,从事须高度集中注意力工作、长期精神紧张、长期受环境噪声及不良视觉刺激者,易患高血压病。

4. 其他

吸烟、肥胖者,高血压的患病率高。

三、高血压病的危险性分层

根据世界卫生组织和国际高血压联盟制定的高血压病治疗指南,高血压病患者的危险性分层,是根据血压水平、危险因素、靶器官损害以及相关的临床疾病来确定的,危险分层不同,发生心脑血管事件的程度及比例也不同。

对于无任何心血管疾病的危险因素、靶器官损害及相关临床疾病的单纯性高血压患者,其危险性分层可以根据血压的变化和控制情况来进行评定。即 1 级为低危,2 级为中危,3 级为高危。

但是,对于有心血管病的危险因素、靶器官损害及相关临床疾病的高血压患者,则不能单纯以血压的变化和控制情况来进行评定了。因为冠心病或靶器官的损害等一旦确立,其危险度就已经明确为高危或极高危,逆转的机会极少,此时,即使血压已控制在正常水平,其危险度仍然是高危或极高危。具体判断标准为:①只有 1~2 个心血管疾病的危险因素者,1~2 级高血压病为中危,3 级高血压病为高危;②大于等于 3 个心血管疾病的危险因素或靶器官损害或糖尿病者,1~2 级高血压病为高危,3 级高血压病为极高危;③并存相关临床疾病者,各级高血压病均为极高危。

所以,高血压病应及早发现,并在靶器官损害或其相关的临床疾病发生以前及早进行有效的治疗,才能将高血压病的危险程度降到最低。

四、高血压病的治疗措施

高血压病的诊断一经确立,即应考虑治疗。高血压病属慢性病,因此需要长期、耐心而积极的治疗,降低动脉血压至正常或尽可能接近正常,以控制并减少与高血压有关的脑、心、肾和周围血管等靶器官损害。近年来的大量临床对照试验结果表明,通过降压药物或非药物治疗使血压降至正常,可减少高血压患者脑卒中的发生率和死亡率,防止和纠正恶性高血压,降低主动脉夹层分离的病死率。但迄今尚未证实降低血压能显著减少冠心病事件(如急性心肌梗死和心脏性猝死)的发生率,其原因可能是,降压药物治疗开始得太晚,或治疗期不够长,以致未能看到这方面的效果;是否与某些降压药物的不良反应有关,也受到一定的关注。

高血压患者的靶器官损害与血压增高的程度密切相关。因此,目前临床上对中、重度高血压,或已伴有靶器官损害的高血压患者,均主张应立即开始降压药物治疗。

舒张压在 12.0~14.0 千帕(90~105 毫米汞柱)的轻度高血压患者,占高血压患者的大多数,其血压常随各种因素而变动。对这类病人,宜先于四周内不同日多次复查血压。①其中部分患者舒张压可降至 12.0 千帕(90 毫米汞柱)以下,这些患者不需治疗,但应在随后的一年内定期随访血压(每三个月一次);②如四周后舒张压仍在12.0~12.7 千帕(90~95 毫米汞柱),则给予非降压药物治疗(见下文),并于三月内复查血压;如三月后舒张压依旧,患者亦无其他冠心病危险因素存在,则继续加强非药物治疗,定期随访血压;如四周后患者舒张压在12.7~13.3 千帕(95~100 毫米汞柱),并伴有其他冠心病危险因素,或舒张压在13.3千帕(100 毫米汞柱)以上,则应开始加用降压药物治疗,并定期随访,根据血压调整剂量。

收缩期高血压和舒张期高血压同样具有危险。近年发表的多中心临床试验结果显示,降压治疗后,随着血压的控制,脑卒中、冠心病和总死亡均有减少。因此,收缩期高血压也要积极治疗,但对老年收缩期高血压患者,降压不能过度。

长期高血压可导致左心室肥厚。近年研究发现,左心室肥厚是心脏性死亡的一个独立危险因素。某些降压药物(甲基多巴、钙拮抗剂和血管紧张素转换酶抑制剂)能减少肥厚左室的质块和室壁厚度,从而使左室肥厚得到一定程度的逆转,但目前仍不清楚这一逆转能否降低左室肥厚所致的心血管病死亡率。近年的一些实验动物和人体研究显示,某些降压药(如血管紧张素转换酶抑制剂)能改善高血压所伴有的血管结构和功能异常,以及胰岛素抵抗的影响。降压药的临床意义仍有待于进一步研究。

1. 一般治疗

一般治疗包括:①劳逸结合,保持足够而良好的睡眠,避免和消除紧张情绪,适当使用安定剂(如地西泮 2.5 毫克,口服)。避免过度的脑力和体力负荷。轻度高血压患者,经常从事一定的体育锻炼(如练气功和打太极拳)有助于血压恢复正常;但对中、重度高血压患者或已有靶器官损害表现的Ⅱ、Ⅲ期高血压患者,应避免竞技性运动,特别是等长运动。②减少钠盐摄入(小于6克氯化钠/天),维持足够的饮食中钾、钙和镁的摄入。③控制体重。肥胖的轻度高血压患者通过减轻体重往往能使血压降至正常,对肥胖的中、重度高血压患者,可同时行减轻体重和降压药物治疗。④控制动脉硬化的其他危险因素,如吸烟、血脂增高等。

2. 降压药物治疗

近年来,抗高血压药物的研究发展迅速,特别是 β 受体阻滞剂、钙拮抗剂和血管紧张素转换酶抑制剂等新型降压药的问世，从根本上改变了高血压药物治疗的面貌。根据不同患者的特点，单独选用或联合应用各类降压药，可使大多数高血压患者的血压得到控制。

3. 空勤人员的用药问题

高血压病曾是空勤人员停飞的重要原因，随着大量安全、有效的抗高血压药物的出现，使得许多高血压病患者仍能继续飞行职业，但并不是所有对高血压病有效的药物都适合空勤人员使用。某些药物对空勤人员行使执照所赋予的权利和飞行安全是没有影响的，《民用航空人员体检合格证管理规则》(CCAR-67FS-R4)规定，空勤人员可以使用的药物包括噻嗪类、利尿剂、血管紧张素转换酶抑制剂、钙通道阻滞剂和β受体阻滞剂。这里必须强调的是，不论使用何种药物来控制血压，首次使用或更换抗高血压药物时，至少应观察 3~4 周，使血压控制在标准范围内，并且没有明显的药物副作用。

注意事项主要如下：

- 在航空医师指导下使用，不得私自使用或随意更改药物种类和剂量；
- 高血压病的控制，不能仅仅依靠药物，还要采取控制肥胖、限制食盐的摄入和坚持锻炼等综合措施。

第三节　冠心病

冠心病是因供应心脏本身的冠状动脉管壁形成粥样斑块造成血管腔狭窄所致的心脏病变。由于冠状动脉狭窄的支数和程度的不同，其临床症状也有所不同。

一、空勤人员冠心病的易患因素

由于空勤人员职业的特殊性，冠心病对于飞行安全的威胁非常大，经确诊必须停飞，停飞率100%。国内航空医学的一项研究表明，飞行员的冠心病初发年龄为 38.2 岁，比普通工人、农民提前 10~15 年，且由于生活水平的改善、飞行年限的延长等原因，空勤人员中具有冠心病危险因素的人群比例在逐年增加。积极开展冠心病的一级和二级预防，降低冠心病发病率和死亡率逐渐受到医学界的重视。

近年来，国内外流行病学研究显示，冠心病与病人的生活方式以及某些生理因素密切相关，通过改变或控制这些危险因素，能够明显降低冠心病发病率、死亡率与致残率。

空勤人员冠心病的易患因素主要如下：

（一）高血压

血压≥140/90毫米汞柱（mmHg），或进行抗高血压病药物治疗者，冠心病发病的概率大大增加。在空勤人员中，高血压发病率亦有逐年增高的趋势。对海军1000余名空勤人员的疾病调查发现，高血压病发病率占2.1%，占内科疾病的6.8%，占因病暂时停飞人员的6.1%，这说明高血压病对空勤人员的身心健康造成了较大影响。[①]

（二）高血脂

高脂血症也将大大增加冠心病发病的概率。对2233例因冠心病而住院治疗的空勤人员的调查发现，其中高脂血症占5.55%，以40~44岁组高脂血症发生率最高，占21.64%。[②]

（三）吸烟

每日吸烟10支以上，冠心病发病的概率大大增加。对762名空勤人员进行调查发现，现仍吸烟者392人，占51.4%。在吸烟的空勤人员中，30岁以下的130人，占本年龄段被调查人数的61.0%，吸烟率远远高于平均水平；烟龄1~33年不等，平均为6.3年；吸烟者每日吸1~40支，平均8.2支。

（四）糖尿病及糖耐量异常

糖尿病会大大增加冠心病发病的概率。对191名健康疗养的空勤人员调查的结果显示，其中年龄36岁以上者138名，不足36岁、身体质量指数（Body Mass Index，BMI）25以上者53名；共检出血糖增高6例，其中合乎糖尿病诊断标准的1例，符合糖耐量减低者5例。

（五）超重

肥胖是一个重要而又易于评估的冠心病危险因子。临床流行病学研究将超重与肥胖的判定标准分别界定为身体质量指数（BMI）25~29.8千克/米^2

---

① 周继光，唐慧明.疗养期间对飞行人员冠心病危险因素的控制与干预[J].中国疗养医学，2006，15（4）：247-249.

② 本节文中的数据均引自注①。

（kg/m²）和 BMI>30 千克/米²。冠心病预防的目标是,将身体质量指数控制在正常范围以内。

（六）饮酒与饮食

根据对 120 例健康疗养的男性空勤人员的问卷调查显示,在队膳食均为空勤普食;41 岁以上团职空勤人员占 89.20%;经常饮酒者占 68.30%,其中 60%饮酒过量;体育锻炼减少者占 85.00%;能有意识地控制饮食者占 15.80%,未控制或偶尔控制饮食者占 84.20%。

二、冠心病的临床表现及诊断

冠心病的典型症状为劳力型心绞痛。在活动或情绪激动时,出现心前区压榨性疼痛,部分患者向左肩部或左上臂部放散,一般持续 5 分钟至 10 分钟,休息或含服硝基甘油等药物可缓解。部分伴有胸闷或以胸闷为主,严重者疼痛较重,持续时间延长,休息或睡眠时也可以发作。病史提问要注意诱因、疼痛的部位、持续时间、有无放散、伴随症状及缓解方式。

三、空勤人员冠心病的预防

（一）养成健康饮食习惯

所谓健康饮食,是指符合个体对能量和营养成分需求的结构合理的膳食。空勤饮食同样要做到合理的调整。对于有高血压、高血脂的空勤人员,盐以每日 6 克为目标。多吃蔬菜和水果,尤其是绿色及红黄色的蔬菜和水果,每日 400~500 克。改变动物性食物的结构,多食鱼、禽类及适量的瘦猪肉、牛羊肉,每天不超过 100 克,鸡蛋每天不超过 1 个,鲜奶 250 毫升,增加豆类、豆制品及杂粮的摄入。避免食用过多的糖类和其他含胆固醇、饱和脂肪酸过多的食物。世界卫生组织最近一份报告中指出,每天少吃一些就能够使高血压症减轻,就能预防冠心病。

（二）保持适度体力运动

空勤人员疗养期间的体育锻炼是有计划、有目标的,通过锻炼,可以保持充沛的体力,降低血脂,改善血糖。但有一部分空勤人员认为,疗养就是要吃好、玩好、休息好,以致整天打牌、看电视、玩游戏或者大吃大喝,生物钟颠倒,使疗养成为对身体的摧毁。医务人员的健康教育、督促和管理对于疗养的效果具有重要意义。

每日进行一定的体育锻炼,至少 30~50 分钟,如快步走、骑自行车、慢跑、登山、球类等健身运动,也可增加日常生活中的体力运动,如步行游览、上下楼不乘电梯等。

(三)绝对戒烟

吸烟会使冠状动脉痉挛,使血浆凝血素、纤维蛋白原增高,形成血栓,增加冠状动脉堵塞的危险。吸烟会使冠心病的相对危险性增加 2.2 倍。因此,要绝对戒烟。

(四)定期测量血压和血压控制

空勤人员如果血压高于 160/100 毫米汞柱(mmHg)或经 3 个月的生活方式调节(如控制体重、增加体力活动、适度饮酒和限盐)后,血压仍高于 140/90 毫米汞柱,就应开始药物治疗。确定目标血压为 140/90 毫米汞柱,如果伴有冠心病的其他危险因素,血压的控制目标为 130/80 毫米汞柱。

(五)定期检测血脂、血糖

高血脂的主要指标是血清总胆固醇、低密度脂蛋白胆固醇(LDL-c)以及甘油三酯。血清总胆固醇控制在 200 毫克/分升(5.2 毫摩尔/升)以下,超过此值开始饮食治疗;超过 220 毫克/分升(5.72 毫摩尔/升),开始药物治疗。

血糖的控制对于冠心病的进展具有重大影响。血糖异常常伴有一系列脂质代谢异常,使冠心病的危险大大增加,一经发现应及时治疗。在早期可以通过饮食、锻炼控制;如果控制不好,需药物控制。

(六)心理干预

对因社会、家庭、工作原因产生的压力和心理紧张进行自我调节,自我放松,做到心理平衡。疗养院应具备心理咨询人员,主动对空勤人员进行心理教育,帮助他们疏导负面情绪,指导他们保持良好的心理状态。

四、冠心病的治疗

可选用钙通道阻滞剂、硝酸酯类药物、转换酶抑制剂进行治疗。心率较快者,可选用 β 受体阻滞剂,以缓释剂为好。可加用肠溶阿司匹林 100~325 毫克/天。注意对冠心病危险因素的治疗,如降压治疗、调脂治疗、糖尿病治疗、戒烟、禁酒等。还可选用极化液和硝酸酯类药物静滴。合并心衰及心律失常时,需加用纠正心衰及抗心律失常的治疗,必要时可行冠心病的介入治疗(PTCA+支架术),严重者可考虑进行外科搭桥手术。

第四节　空勤人员的用药安全

一、空勤人员合理用药的意义

航空飞行是一种高风险的职业,对空勤人员认知能力、判断能力、操作能力及飞行耐力都有较高的要求。这些能力也将在很大程度上决定飞行安全和客舱服务质量,然而不适当的用药将对空勤人员的工作产生不利的影响。

例如,某飞行员在预定飞行当日感到牙痛,向航空医师要了 4 片磺胺类药物,医师嘱其飞行后再服,但该飞行员见离飞行时间尚早,先服用了两片,半小时后开始飞行。当飞机飞行至 7000 米高空时,该飞行员出现呼吸困难、心慌、恶心等症状。在打开紧急供氧开关未见好转后,该飞行员勉强操作飞机返航,当时因着陆速度过快,险些酿成飞行事故。事后查明,该飞行员对磺胺类药物过敏。

美国的某次调查显示,1587 起致命民航飞行事故中的飞行人员 51% 存在不合理使用药物或酒精问题,其中 113 名服用过 Ⅰ 类或 Ⅱ 类违禁药物,42 名服用过 Ⅲ 类、Ⅳ 类或 Ⅴ 类违禁药物,315 名服用过处方药,259 名服用过非处方药,101 名使用过酒精。2004 年美国民航致命飞行事故中飞行人员抗组胺药检出阳性率达 11%。

上述事例说明,在飞行事故中,空勤人员服用药物的情况比较常见,空勤人员合理用药对保障飞行安全具有重要意义。

二、空勤人员的常用药种类

据统计,空勤人员常见病多集中在运动损伤、感冒、消化系统、眼科、皮肤科(包括脚癣和过敏反应)、失眠六大类疾病。针对这六大类疾病的治疗药品主要包括如下 10 种:

(1)跌打止痛药;

(2)口腔溃疡、咽喉肿痛药;

(3)脚癣药;

(4)眼药;

(5)止咳化痰药%;

(6)抗菌药物;

（7）胃炎胃溃疡药物；

（8）抗过敏皮炎药；

（9）感冒药；

（10）改善睡眠药。

三、空勤人员合理用药应注意的问题

凡对飞行安全有威胁,影响空勤人员判断力、反应力和操作能力以及飞行耐力的药物,在飞行前不能服用。世界各国都禁止飞行人员私自服用药物,如果服用了药物必须报告。空军航空医学研究所(1998)曾调查过816名飞行人员的在队用药来源,其中90%来自航空医师,其余来自其他医师和自行购买。"飞行员医学临时停飞标准"规定:飞行前服用了对飞行安全有影响的药物,如中枢神经抑制药、抗组胺药、抗运动病药和神经节阻滞药等,药物作用未消失,以及飞行前24小时内饮酒,不能参加飞行。飞行员在地面饮一杯啤酒,到2100米高空就相当于饮用了两杯,饮半瓶啤酒就有可能影响飞行能力,饮两瓶啤酒后大多数飞行员的飞行能力都会受影响,操作错误率会增加。此外,酒精与药物会有相互作用,如与头孢类药物同时应用会出现"戒酒硫样反应"。

美国联邦航空管理局编写的《航空医学药物危害指南》指出,在分析飞行员用药与飞行安全时要考虑:

（1）药物对飞行人员机体功能的影响；

（2）药物对飞行人员抗应激能力的影响；

（3）药物有无引起飞行人员失能的危险；

（4）飞行是否会引起药物作用的改变。

此外,空勤人员培养成本高,应尽量避免药物不良作用对空勤人员身体造成的损害。药物不良作用对空勤人员身体的损害多种多样,以过敏反应比较常见,危害也最大。

四、空勤人员合理用药管理

空勤人员私自用药的原因多种多样:有的认为航空医室无好药,自行用药省事;有的怕让航空医师知道自己有病影响飞行而自行用药。鉴于飞行人员私自用药的危害比较大,医务人员应对飞行人员用药进行指导和监督。

（1）应尽量为空勤人员选择安全、疗效好的药物,要保障空勤人员优先用药;同时教育空勤人员,凡能有效治疗疾病的药就是好药,不要盲目相信广告宣传、迷信进口药和新药。

（2）要向空勤人员宣传自行用药的危害,告知其因病治疗时不得自行用药,使其自觉遵守飞行期间用药必须经航空医师批准的规定。要经常和空勤人员家属取得联系,及时掌握空勤人员身体状况和用药情况,切断空勤人员自行用药的药物来源。

（3）密切关注空勤人员用药后的反应和个体差异。航空医师应随时掌握空勤人员的身体健康状况、用药情况及用药后的反应,特别是过敏反应等。空勤人员也应将这些情况及时向航空医师报告。给空勤人员用药时,一次给药量不能过大,一些特殊药应监督服用。

（4）严格控制飞行前用药。空勤人员飞行前24小时内尽可能不用药,必须用药时应切实做到:①不得使用影响飞行工作能力和飞行耐力的药物;②不得使用本人首次使用的药物;③严密观察用药后的反应。

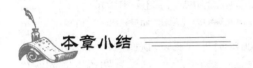

本章小结

本章主要介绍了一些常见病症的发病原因、临床表现以及预防与治疗的主要方法和基本的用药安全常识。通过本章的学习,对于传染病应重点掌握传染源、传播途径以及预防方法等内容;对于一些常见病应重点掌握其发病原因以及预防与治疗的主要方法,初步掌握空勤人员的用药常识。

通过本章的学习,对于航空飞行人员有效地预防和治疗一些较为严重的疾病,保证航空飞行的身体条件有重要作用。

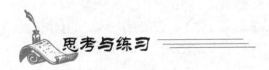

思考与练习

1. 乙型肝炎的主要传播途径是什么? 其病原体在临床上是如何进行检测的? 如何预防感染乙型肝炎?

2. 血压的正常范围是多少? 理想血压的范围是多少? 确定血压超标的方法是什么? 不能取得各级体检合格证的血压标准是多少? 高血压病的非药物治疗主要包括哪些方法? 空勤人员使用抗高血压药物应注意哪些事项?

3. 简述空勤人员如何预防冠心病。

4. 简述空勤人员用药应注意的主要问题。

第六章

中国航空卫生法规

●●●● 课前导读 ●●●●

　　本章主要介绍与航空飞行相关的法规,即《民用航空人员体检合格证管理规则》等有关法规的主要内容和相关条款。

教学目标

　　通过本章的学习,应了解和掌握以下主要内容:

知识目标

　　1. 学习《民用航空人员体检合格证管理规则》,了解并掌握该法规中关于空勤人员体检合格证的管理规则,掌握各级体检合格证的医学标准。

　　2. 掌握空勤人员的伤病治疗和疗养的具体措施。

技能目标

　　根据各级体检合格证的医学标准,保证空勤人员身体状况达到要求。

第一节　《民用航空人员体检合格证管理规则》简介

　　《民用航空人员体检合格证管理规则》(CCAR-67FS-R4)于 2016 年 3 月 17 日由交通运输部发布;后根据 2017 年 4 月 24 日交通运输部《关于修改〈民用航空人员体检合格证管理规则〉的决定》进行了第一次修正;后又根据 2018 年 11 月 16 日交通运输部《关于修改〈民用航空人员体检合格证管理规则〉的决定》进行了第二次修正;最新修正后的《民用航空人员体检合格证管理规则》自 2019 年 1 月 1 日起施行。

《民用航空人员体检合格证管理规则》(CCAR-67FS-R4)主要包括:总则、体检鉴定、体检合格证、监督检查、法律责任、附则等若干部分。其全文详见附件,现对重要内容介绍如下。

一、总则

1. 目的和依据

为了保证从事民用航空活动的空勤人员和空中交通管制员身体状况符合履行职责和飞行安全的要求,根据《中华人民共和国民用航空法》制定本规则。

2. 适用范围

本规则适用于空勤人员和空中交通管制员的体检鉴定以及体检合格证的申请、颁发和监督管理。

3. 机构与职责

中国民用航空局负责制定空勤人员和空中交通管制员体检鉴定医学标准、体检鉴定程序要求和体检合格证的管理规定,负责全国体检鉴定和体检合格证的管理工作。

中国民用航空地区管理局(以下简称地区管理局)负责办理本地区空勤人员和空中交通管制员体检合格证申请、审查、颁发和管理工作,对本地区体检鉴定工作实施监督检查。

民航局民用航空人员体检鉴定专家委员会主要承担空勤人员和空中交通管制员疑难或者特殊病例的体检鉴定、特许颁发体检合格证的体检鉴定、体检鉴定标准和专业技术研究等任务,对民用航空人员体检鉴定机构实施技术支持、指导,并受民航局委托对体检鉴定机构进行技术检查。

民用航空人员体检鉴定机构根据民航局批准的业务范围承担申请办理体检合格证的体检鉴定任务。

4. 体检合格证的要求

申请人通过体检鉴定证明其符合本规则附件 A《空勤人员和空中交通管制员体检合格证医学标准》规定的相应医学标准,方可申请办理《民用航空人员体检合格证》。

空勤人员、空中交通管制员履行职责时,应当持有依照本规则取得的有效体检合格证,或者体检合格证认可证书,满足体检合格证或认可证书上载明的限制要求。

二、体检鉴定

1. 体检鉴定一般要求

申请人向体检机构提交体检鉴定申请时,应当出示本人身份证明,提供本人医学资料、既往体检文书,接受体检机构按照本规则附件A《空勤人员和空中交通管制员体检合格证医学标准》和体检鉴定辅助检查项目要求实施的各项医学检查,以及必要的相关检查。申请人在每次申请体检鉴定时还应当如实提供本人及家族病史信息及相关医学资料。

各科体检医师对申请人进行体格检查,并根据其申请材料、身体状况和有效辅助检查结果(辅助检查结果有效期为90日),如实做出并签署是否符合本规则相应医学标准的单科体检鉴定结论;主检医师综合各科鉴定结论如实作出并签署体检鉴定结论。

体检机构应当在受理体检鉴定申请后5个工作日内作出体检鉴定结论,但是因申请人原因无法完成体检鉴定的除外。

申请人在体检鉴定时应当如实反映健康状况,不得隐瞒病史、病情。体检机构发现申请人可能冒名顶替、提供虚假生物标本、隐瞒病史、病情或擅自涂改、伪造体检文书及医学资料时,应当立即停止体检鉴定,并及时书面报告所在地地区管理局。

2. 体检鉴定结论

体检鉴定结论为:

(1)合格。经过辅助检查和体检鉴定,申请人身体状况符合本规则附件A相应类别体检合格证医学标准的体检鉴定结论为合格。

(2)暂时不合格。经过辅助检查和体检鉴定,申请人身体状况不符合本规则附件A相应类别体检合格证医学标准,但体检医师认为通过补充医学资料、进行短期疾病治疗或者医学观察,可以满足相应类别体检合格证医学标准的,体检鉴定结论为暂时不合格。

(3)不合格。经过辅助检查和体检鉴定,申请人身体状况不符合本规则附件A相应类别体检合格证医学标准的体检鉴定结论为不合格。

三、体检合格证

1. 体检合格证类别

体检合格证分下列类别：
(1) I 级体检合格证；
(2) II 级体检合格证；
(3) III 级体检合格证，包括 IIIa、IIIb 级体检合格证；
(4) IV 级体检合格证，包括 IVa、IVb 级体检合格证。

各级体检合格证适用的医学标准见附件 A《空勤人员和空中交通管制员体检合格证医学标准》。

2. 体检合格证适用人员

(1) 航线运输驾驶员执照、多人制机组驾驶员执照、商用驾驶员执照（飞机、直升机或倾转旋翼机航空器类别等级）申请人或者持有人应当取得并持有 I 级体检合格证。

(2) 除 (1) 款之外的其他航空器驾驶员执照、飞行机械员执照申请人或者持有人应当取得并持有 II 级体检合格证。

(3) 机场管制员、进近管制员、区域管制员、进近雷达管制员、精密进近雷达管制员、区域雷达管制员应当取得并持有 IIIa 级体检合格证；飞行服务管制员、运行监控管制员应当取得并持有 IIIb 级体检合格证。

(4) 客舱乘务员应当取得并持有 IVa 级体检合格证。

(5) 航空安全员应当取得并持有 IVb 级体检合格证。

3. 体检合格证申请条件

体检合格证申请人应当符合本规则附件 A《空勤人员和空中交通管制员体检合格证医学标准》规定的相应医学标准，并取得民航局认可的体检机构出具的体检鉴定合格结论。

4. 申请与受理

(1) 体检合格证申请人应当在获得体检鉴定合格结论后 15 日内向所在地地区管理局提出申请，提交与本次申请办理体检合格证有关的体检文书和医学资料等。

(2) 受理机关在收到申请人办理体检合格证的申请后，应当进行初步审查，

并根据下列情况分别作出是否受理申请的决定:

①不需要取得体检合格证的,应当即时告知申请人不受理。

②不属于本机关职权范围的,应当即时作出不予受理的决定,并告知申请人向有关行政机关申请。

③申请材料不齐全或者不符合法定形式的,能够当场补正的,要求申请人当场补正;不能够当场补正的,在 5 个工作日内一次性告知申请人需要补正的全部内容;逾期不告知的,自收到申请材料之日起即为受理。

④申请事项属于本机关职权范围的,且材料齐全、符合法定形式,或者申请人按照要求提交全部补正材料的,应当受理,并告知申请人。

四、法律责任

1. 体检合格证申请人违反本规则规定的行为

体检合格证申请人违反本规则规定有下列行为之一的,地区管理局依据情节,对当事人处以警告或者 500 元以上 1000 元以下罚款。涉嫌构成犯罪的,依法移送司法机关处理:

(1)隐瞒或者伪造病史、病情,或者冒名顶替,或者提供虚假申请材料的;

(2)涂改或者伪造、变造、倒卖、出售体检文书及医学资料的。

2. 体检合格证持有人违反本规则的行为

体检合格证持有人违反本规则规定有下列行为之一的,地区管理局应当责令当事人停止履行职责,并对其处以警告或者 500 元以上 1000 元以下罚款:

(1)从事相应民用航空活动时未携带有效体检合格证、或者使用的体检合格证等级与所履行职责不相符的;

(2)发现身体状况发生变化,可能不符合所持体检合格证的相应医学标准时,不按照程序报告的;

(3)履行职责时未遵守体检合格证上载明的限制条件的。

3. 其他违反本规则规定的行为

(1)任何机构使用未取得或者未持有有效体检合格证人员从事相应民用航空活动的,民航局或地区管理局应当责令其立即停止活动,并对其处以 20 万元以下的罚款;对直接责任人处以 500 元以上 1000 元以下的罚款;涉嫌构成犯罪的,依法移送司法机关处理。

(2)任何人员违反本规则规定有下列行为之一的,民航局或地区管理局可

以对其处以警告或者500元以上1000元以下罚款;涉嫌构成犯罪的,依法移送司法机关处理:

①协助申请人隐瞒或者伪造病史、病情,或者提供虚假申请材料,或者提供非申请人本人生物标本,或者在体检鉴定时冒名顶替的;

②涂改、伪造、变造或者倒卖、出售涂改、伪造、变造的体检合格证的;

③未取得体检合格证从事民用航空活动的。

4. 颁证机关工作人员违反本规则规定的行为

颁证机关工作人员在办理体检合格证时违反法律、行政法规或本规则规定,或者不依法履行本规则规定的监督检查职责的,由其上级行政机关或者监察机关责令改正;情节严重的,由其上级行政机关或者监察机关依法给予行政处分;构成犯罪的,依法追究刑事责任。

五、空勤人员和空中交通管制员I级体检合格证的医学标准

1. 一般条件

无下列影响安全履行职责或因履行职责而加重的疾病或功能障碍:

(1)先天性或后天获得性功能及形态异常;

(2)可能导致失能的活动性、隐匿性、急性或慢性疾病;

(3)创伤、损伤或手术后遗症;

(4)使用处方或非处方药物对身体造成的不良影响;

(5)恶性肿瘤;

(6)可能导致失能的良性占位性病变;

(7)心脏、肝脏、肾脏等器官移植。

2. 精神科

无下列影响安全履行职责的精神疾病的明确病史或临床诊断:

(1)器质性(包括症状性)精神障碍;

(2)使用或依赖鸦片、海洛因、甲基苯丙胺(冰毒)、吗啡、大麻、可卡因,以及国家规定管制的其他能够使人形成瘾癖的麻醉药品和精神药品;

(3)酒精滥用或依赖;

(4)精神分裂症、分裂型及妄想性障碍;

(5)心境(情感性)障碍;

（6）神经症性、应激性及躯体形式障碍；

（7）伴有生理障碍及躯体因素的行为综合征；

（8）成人的人格与行为障碍；

（9）精神发育迟缓；

（10）心理发育障碍；

（11）通常起病于儿童及少年期的行为与情绪障碍；

（12）未特定的精神障碍。

3. 神经系统

无下列神经系统疾病的明确病史或临床诊断：

（1）癫痫；

（2）原因不明或难以预防的意识障碍；

（3）可能影响安全履行职责的脑血管疾病、颅脑损伤及其并发症或其他神经系统疾病。

4. 循环系统

无下列循环系统疾病的明确病史或临床诊断：

（1）冠心病；

（2）严重的心律失常；

（3）严重的心脏瓣膜疾病或心脏瓣膜置换；

（4）永久性心脏起搏器植入；

（5）收缩压/舒张压持续高于155/95mmHg，或伴有症状的低血压；

（6）其他可能影响安全履行职责的循环系统疾病。

5. 呼吸系统

无下列呼吸系统疾病或功能障碍：

（1）活动性肺结核；

（2）可能影响安全履行职责的气胸；

（3）胸部纵膈或胸膜的活动性疾病；

（4）影响高空呼吸功能的胸廓塌陷或胸部手术后遗症；

（5）可能影响安全履行职责的慢性阻塞性肺疾病或哮喘；

（6）其他可能影响安全履行职责的呼吸系统疾病、创伤或手术后遗症。

6. 消化系统

无下列消化系统疾病或临床诊断：

（1）肝硬化；

（2）可能导致失能的疝；

（3）消化性溃疡及其并发症；

（4）胆道系统结石；

（5）其他可能影响安全履行职责的消化系统疾病或手术后遗症。

7. 传染病

无下列传染病或临床诊断：

（1）病毒性肝炎；

（2）梅毒；

（3）获得性免疫缺陷综合征（AIDS）；

（4）人类免疫缺陷病毒（HIV）阳性；

（5）其他可能影响安全履行职责的传染性疾病。

8. 代谢、免疫和内分泌系统

无下列代谢、免疫和内分泌系统疾病：

（1）使用胰岛素控制的糖尿病；

（2）使用可能影响安全履行职责的药物控制的糖尿病；

（3）其他可能影响安全履行职责的代谢、免疫和内分泌系统疾病。

9. 血液系统

无严重的脾脏肿大及其他可能影响安全履行职责的血液系统疾病。

10. 泌尿生殖系统

无下列泌尿生殖系统疾病或临床诊断：

（1）可能导致失能的泌尿系统结石；

（2）其他可能影响安全履行职责的泌尿生殖系统疾病、妇科疾病及手术后遗症或功能障碍。

11. 妊娠

申请人妊娠期内不合格。

12. 骨骼、肌肉系统

无可能影响安全履行职责的骨骼、关节、肌肉或肌腱的疾病、损伤、手术后遗症及功能障碍；其身高、臂长、腿长和肌力应当满足履行职责的需要。

13. 皮肤及其附属器

无可能影响安全履行职责的皮肤及其附属器的疾病。

14. 耳、鼻、咽、喉及口腔

无下列耳、鼻、咽、喉、口腔疾病或功能障碍：
(1)难以治愈的耳气压功能不良；
(2)前庭功能障碍；
(3)可能影响安全履行职责的言语功能障碍；
(4)可能影响安全履行职责的阻塞性睡眠呼吸暂停低通气综合征；
(5)其他可能影响安全履行职责的耳、鼻、咽、喉、口腔疾病或功能障碍。

15. 听力

进行纯音听力计检查时，每耳在 500 赫兹(Hz)、1000 赫兹(Hz)和 2000 赫兹(Hz)的任一频率上的听力损失不超过 35 分贝(dB)；在 3000 赫兹(Hz)频率上的听力损失不超过 50 分贝(dB)。如果申请人的听力损失超过上述值，应当同时满足下列条件时方可合格：
(1)在飞机驾驶舱噪声环境中(或模拟条件下)每耳能够听清谈话、通话和信标台信号声；
(2)在安静室中背向检查人 2 米处，双耳能够听清通常强度的谈话声。

16. 眼及其附属器

无下列可能影响安全履行职责的眼及其附属器的疾病或功能障碍：
(1)视野异常；
(2)色觉异常；
(3)夜盲；
(4)双眼视功能异常；
(5)其他可能影响安全履行职责的眼及其附属器的疾病、手术或创伤后遗症。

17. 远视力

每眼矫正或未矫正的远视力应当达到 0.7 或以上，双眼远视力应当达到1.0 或以上。对未矫正视力和屈光度无限制。如果仅在使用矫正镜才能达到以上规定时，应当同时满足下列条件方可合格：
(1)在履行职责时，必须佩戴矫正镜；

（2）在履行职责期间,备有一副随时可取用的、与所戴矫正镜度数相同的备份矫正镜。

为满足上述要求,申请人可以使用接触镜,但应当同时满足下列条件:

（1）接触镜的镜片是单焦点、无色的;

（2）镜片佩戴舒适;

（3）在履行职责期间,应当备有一副随时可取用的、与所戴矫正镜度数相同的备份普通矫正镜。屈光不正度数高的,必须使用接触镜或高性能普通眼镜。任何一眼未矫正远视力低于0.1,必须对眼及其附属器进行全面检查。任何一眼有影响安全履行职责的改变眼屈光状态的手术后遗症不合格。

18. 近视力

每眼矫正或未矫正的近视力在30~50厘米的距离范围内应当达到0.5或以上,在100厘米的距离应当达到0.25或以上。如果仅在使用矫正镜才能达到以上规定时,应当同时满足下列条件时方可合格:

（1）在履行职责时,应当备有一副随时可取用的矫正镜;

（2）矫正镜必须能同时满足17条和本条的视力要求,不得使用单一矫正近视力的矫正镜。

第二节　其他与航空飞行有关的法规

一、《国内交通卫生检疫条例》简介

《国内交通卫生检疫条例》自1999年3月1日起施行。

（一）制定的目的、依据和实施范围

● 制定的目的。为了控制检疫传染病通过交通工具及其乘运人员、物资传播,防止检疫传染病的流行,保障人体健康。

● 制定的依据。《中华人民共和国传染病防治法》(以下简称传染病防治法)。

● 实施范围。列车、船舶、航空器和其他车辆(以下简称交通工具)出入检疫传染病疫区和发现检疫传染病疫情的非检疫传染病疫区的交通工具。

（二）实施规定

对出入检疫传染病疫区的交通工具及其乘运人员、物资,县级以上地方人民政府卫生行政部门或者铁路、交通、民用航空行政主管部门的卫生主管机构根据各自的职责,采取下列相应的交通卫生检疫措施:

（1）对出入检疫传染病疫区的人员、交通工具及其承运的物资进行查验。

（2）对检疫传染病病人、病原携带者、疑似检疫传染病病人和与其密切接触者,实施临时隔离、医学检查及其他应急医学措施。

（3）对被检疫传染病病原体污染或者可能被污染的物品,实施控制和卫生处理。

（4）对通过疫区的交通工具及其停靠场所,实施紧急卫生处理。

（5）需要采取的其他卫生检疫措施。

在非检疫传染病疫区的交通工具上发现以下情况,由县级以上地方人民政府卫生行政部门或者铁路、交通、民用航空行政主管部门的卫生主管机构,根据各自的职责,对交通工具及其乘运人员、物资实施交通卫生检疫:①有感染鼠疫的啮齿类动物或者啮齿类动物反常死亡,并且死因不明;②有鼠疫、霍乱病人、病原携带者和疑似鼠疫、霍乱病人;③有国务院确定并公布的需要实施国内交通卫生检疫的其他传染病。

在非检疫传染病疫区的交通工具上发现检疫传染病病人、病原携带者、疑似检疫传染病病人时,交通工具负责人应当组织有关人员采取下列临时措施:

（1）以最快的方式通知前方停靠点,并向交通工具营运单位的主管部门报告。

（2）对检疫传染病病人、病原携带者、疑似检疫传染病病人和与其密切接触者,实施隔离。

（3）封锁已经污染或者可能污染的区域,采取禁止向外排放污物等卫生处理措施。

（4）在指定的停靠点,将检疫传染病病人、病原携带者、疑似检疫传染病病人和与其密切接触者以及其他需要跟踪观察的旅客名单,移交当地县级以上地方人民政府卫生行政部门。

（5）对承运过检疫传染病病人、病原携带者、疑似检疫传染病病人的交通工具和可能被污染的环境,实施卫生处理。

县级以上地方人民政府卫生行政部门或者铁路、交通、民用航空行政主管部门的卫生主管机构,根据各自的职责,对出入检疫传染病疫区或者在非检疫传染病疫区发现检疫传染病疫情的交通工具及其乘运人员、物资,实施卫生检疫,经检疫合格的签发检疫合格证明。交通工具及其乘运的人员、物资,凭检疫合格证明,方可通行。检疫合格证明的格式,由国务院卫生行政部门会同国务院铁路、交通、民用航空行政主管部门制定。

对拒绝隔离、治疗、留验的检疫传染病病人、病原携带者、疑似检疫传染病病人和与其密切接触者,以及拒绝检查和卫生处理的可能传播检疫传染病的交通工具、停靠场所及物资,县级以上地方人民政府卫生行政部门或者铁路、交通、民用航空行政主管部门的卫生主管机构,根据各自的职责,应当依照传染病防治法的规定,采取强制检疫措施;必要时,由当地县级以上人民政府组织公安部门予以协助。

(三)处罚

检疫传染病病人、病原体携带者、疑似检疫传染病病人和与其密切接触者隐瞒真实情况、逃避交通卫生检疫的,由县级以上地方人民政府卫生行政部门或者铁路、交通、民用航空行政主管部门的卫生主管机构,根据各自的职责分工,责令限期改正,给予警告,可以并处 1000 元以下的罚款;拒绝接受查验和卫生处理的,给予警告,并处 1000 元以上 5000 元以下的罚款;情节严重,引起检疫传染病传播或者有传播严重危险,构成犯罪的,依法追究刑事责任。

在非检疫传染病疫区的交通工具上发现检疫传染病病人、病原携带者、疑似检疫传染病病人时,交通工具负责人未依照《国内交通卫生检疫条例》规定采取措施的,由县级以上地方人民政府卫生行政部门或者铁路、交通、民用航空行政主管部门的卫生主管机构,根据各自的职责,责令改正,给予警告,并处 1000 元以上 5000 元以下的罚款;情节严重,引起检疫传染病传播或者有传播严重危险,构成犯罪的,依法追究刑事责任。

县级以上地方人民政府卫生行政部门或者铁路、交通、民用航空行政主管部门的卫生主管机构,对发现的检疫传染病病人、病原携带者、疑似检疫传染病病人和与其密切接触者,未依法实施临时隔离、医学检查和其他应急医学措施的,以及对被检疫传染病病原体污染或者可能被污染的物品、交通工具及其停靠场所未依法进行必要的控制和卫生处理的,由其上级行政主管部门责令限期改正,对直接负责的主管人员和其他直接责任人员依法给予行政处分;情节严重的,引起检疫传染病传播或者有传播严重危险,构成犯罪的,依法追究刑事责任。

二、《国内交通卫生检疫条例实施方案》简介

根据《国内交通卫生检疫条例》有关规定,卫生部(现"卫计委")、铁道部、

交通部和民航总局(现"民用航空局")于 1999 年 9 月 16 日联合发布了《国内交通卫生检疫条例实施方案》。

(一)一般规定

当检疫传染病暴发、流行并借交通工具传播或者有借交通工具传播的严重危险时,由省、自治区、直辖市人民政府确定检疫传染病疫区,并决定对出入检疫传染病疫区的交通工具及其乘运人员、物资实施交通卫生检疫。县级以上地方人民政府卫生行政部门或者铁路、交通、民用航空行政主管部门的卫生主管机构,对拟离开检疫传染病疫区的人员、物资、交通工具,按职责范围指定医疗和卫生防疫机构检疫,并符合下列条件的,签发检疫合格证明:

(1)根据国家卫生标准进行诊断,排除了检疫传染病病人、病原携带者、疑似检疫传染病病人和与其密切接触者的。

(2)交通工具经过消毒、杀虫、灭鼠等卫生处理,饮用水及食品符合国家卫生标准或者有关规定的。

(3)在鼠疫疫区,属于非禁止运输的物资;在霍乱疫区,海、水产品和可能被霍乱病原体污染的物资,而证明未被污染的。

(4)其他经检疫合格的物资。

经检疫合格的物资,在外包装上粘贴检疫合格标志。

交通工具经消毒、杀虫、灭鼠等卫生处理,经指定的卫生防疫机构检查合格,由县级以上地方人民政府卫生行政部门或者铁路、交通、民用航空行政主管部门的卫生主管机构发给检疫合格证明后,方准继续运行。

在非检疫传染病疫区交通工具上发现有感染鼠疫的啮齿类动物或者啮齿类动物反常死亡并且死因不明时,交通工具负责人应当立即报告当地县级以上人民政府卫生行政部门或者铁路、交通、民用航空行政主管部门的卫生主管机构。

在交通工具上发现检疫传染病病人、病原携带者、疑似检疫传染病病人时,交通工具负责人必须按照要求,立即将交通工具驶往指定的临时停靠地点。临时停靠地点的选定应遵循以下原则:

(1)接受卫生检疫的交通工具可在最短时间内直接到达。

(2)远离重要城镇和人口密集区。

(3)检疫传染病病人、病原携带者、疑似检疫传染病病人和与其密切接触者能够被及时、方便地移送指定的医疗机构或者临时设置的交通卫生检疫留验站。

(4)具备顺利实施交通卫生检疫工作的必要条件。

(5)具有能迅速调集实施交通卫生检疫工作人员和物资的交通条件。

在检疫传染病疫区内,最后 1 例鼠疫病人被隔离 9 日后,最后 1 例霍乱病人被隔离 5 日后,以及国务院确定并公布的其他检疫传染病最后 1 例病人被隔离至最长潜伏期后未发现新的检疫传染病病人,病人所污染的物资和场所均经卫生处理合格,疫情得到有效控制,借交通工具传播的严重危险已经消除,原决定机关可以宣布解除检疫传染病疫区,停止实施卫生检疫。

(二)检疫传染病密切接触者解除隔离、留验的条件

● 鼠疫。经预防性治疗 9 日,无新发鼠疫病人及疑似鼠疫病人时,可以解除隔离、留验;如隔离、留验期间有新发鼠疫病人或者疑似鼠疫病人时,重新隔离留验 9 日,9 日后无新发鼠疫病人或者疑似鼠疫病人时,可以解除隔离、留验。

● 霍乱。经预防性服药后,连续 2 天粪便培养未检出病原体或者 5 日内无新发霍乱病人或者疑似霍乱病人时,可以解除隔离、留验;如隔离、留验期间有新发霍乱病人或者疑似霍乱病人时,重新隔离、留验 5 日,5 日后无新发霍乱病人及疑似霍乱病人时,可以解除隔离、留验。

(三)航空检疫

1. 检疫传染病疫区的检疫工作程序

在乘客办理登机手续处和机组人员通道口,查验乘运人员的检疫合格证明,并对登机人员进行健康观察,无检疫合格证明者,不准登机;在旅客候机隔离区内,卫生检疫人员进行医学巡视,抽验旅客检疫合格证明;对进港、候机、登机的旅客,发现检疫传染病病人、疑似检疫传染病病人时,应当立即移交航空临时交通卫生检疫站。

对离开疫区的航空器,经检疫合格,发给检疫合格证明。

物资运输卫生检疫程序:①卫生检疫人员查验物资的检疫合格证明;②卫生检疫人员对于无检疫合格证明的物资,符合本实施方案规定的,发给检疫合格证明;经检疫合格的物资,在外包装上粘贴检疫合格标志。

2. 鼠疫疫情处理程序

在运行途中的航空器上发现鼠疫病人、疑似鼠疫病人时,机长应当立即通过空中交通管制部门,向民用航空行政主管部门报告以下内容:

(1)航空器所属公司、型号、机号、航班号。

(2)始发机场、经停机场、目的地机场。

(3)机组及乘客人数。

(4)病人的主要症状、体征、发病人数。

机长应当组织人员实施下列临时交通卫生检疫措施：

（1）立即封锁鼠疫病人、疑似鼠疫病人所在舱位，禁止各机舱间人员流动；控制机组人员进出驾驶舱。

（2）对鼠疫病人、疑似鼠疫病人采取就地隔离、采样等医学措施。

（3）对污染或者可能被污染的环境和病人的分泌物、排泄物进行消毒处理。

民用航空行政主管部门接到疫情报告后，根据本实施方案的要求及民航有关规定，指定该航空器降落机场和临时停靠点。

航空器降落后，机场管理机构应当组织有关人员实施下列应急卫生检疫措施：

（1）对鼠疫病人、疑似鼠疫病人就地隔离，并实施应急医学措施；航空器上其他人员应视为密切接触者，对密切接触者进行详细登记，做好检诊，投服预防药物。

（2）将鼠疫病人、疑似鼠疫病人移交给当地县级以上地方人民政府卫生行政部门指定的医疗机构，密切接触者移交临时交通卫生检疫留验站。

（3）如航空器上发生鼠疫病人、疑似病人死亡，其尸体应经消毒处理后，移交当地县级以上地方人民政府卫生行政部门指定的医疗机构。

（4）对污染或者可能被污染的物资实施消毒，固体废弃物必须进行焚烧处理。

（5）对航空器实施消毒、灭蚤、灭鼠等卫生处理，经检疫合格，签发检疫合格证明后，航空器方可继续投入运行。

3. 霍乱疫情处理程序

在运行途中的航空器上发现霍乱病人、病原携带者和疑似病人，机长可按原计划飞行，同时按照《国内交通卫生检疫条例实施方案》的规定，通知空中交通管制部门和目的地机场，并组织人员实施下列紧急措施：

（1）立即封锁霍乱病人、病原携带者和疑似霍乱病人所在舱位，禁止各机舱间人员流动。

（2）将霍乱病人、病原携带者和疑似霍乱病人隔离在其座舱一端，实施应急医学措施，提供专用吐泻容器，封闭被污染的厕所，并对吐泻物进行采样留验。

（3）对霍乱病人、病原携带者、疑似霍乱病人的吐泻物和污染或者可能被污染的环境进行卫生处理。

航空器降落后，机场管理机构应当组织人员实施下列卫生处理：

（1）确定密切接触者。与霍乱病人、病原携带者和疑似霍乱病人的同行人员、直接护理者，接触霍乱病人、疑似霍乱病人吐泻物和其他污染物的人员，均视为密切接触者。对密切接触者进行详细登记,做好检诊,投服预防药物。

(2)对霍乱病人、病原携带者和疑似霍乱病人实施医学措施后,移交当地县级以上地方人民政府卫生行政部门指定的医疗机构,密切接触者移交临时交通卫生检疫留验站。

(3)如航空器上发生霍乱病人、疑似霍乱病人死亡,其尸体应经消毒处理后,移交当地县级以上地方人民政府卫生行政部门指定的医疗机构。

(4)确定污染范围,对霍乱病人、疑似霍乱病人吐泻物和污染或者可能被污染的物资和环境进行消毒处理。

(5)对航空器上的排泄物、废水进行消毒后排放,对固体废弃物进行焚烧。

(6)对航空器进行消毒、杀虫、灭鼠等卫生处理,经检疫合格,签发检疫合格证明,航空器方可继续投入运行。

(四)罚则

实施交通卫生检疫期间,检疫传染病病人、病原携带者、疑似检疫传染病病人和与其密切接触者隐瞒真实情况、逃避交通卫生检疫的,由县级以上地方人民政府卫生行政部门或者铁路、交通、民用航空行政主管部门的卫生主管机构,根据各自的职责分工,责令限期改正,给予警告,可以并处 1000 元以下的罚款;拒绝接受查验和卫生处理的,给予警告,并处 1000 元以上 5000 元以下的罚款。

在非检疫传染病疫区的交通工具上发现检疫传染病病人、病原携带者、疑似检疫传染病病人时,交通工具负责人有下列行为之一的,由县级以上地方人民政府卫生行政部门或者铁路、交通、民用航空行政主管部门的卫生主管机构,根据各自的职责分工,责令限期改正,给予警告,并处 1000 元以上 5000 元以下的罚款:

(1)未以最快的方式通知前方停靠点,并向交通工具营运单位的主管部门报告的。

(2)未按规定对检疫传染病病人、病原携带者、疑似检疫传染病病人和与其密切接触者实施隔离的。

(3)未封锁已经污染或者可能被污染的区域,仍然向外排放污物的。

(4)未在指定地点停靠的。

(5)未在指定的停靠点将检疫传染病病人、病原携带者、疑似检疫传染病病人和与其密切接触者以及其他需要跟踪观察的旅客名单移交县级以上地方人民政府卫生行政部门指定的医疗机构或者临时交通卫生检疫留验站的。

(6)未对承运过检疫传染病病人、病原携带者、疑似检疫传染病病人的交通工具进行卫生处理,无检疫合格证明,继续运行的。

县级以上地方人民政府卫生行政部门或者铁路、交通、民用航空行政主管部门的卫生主管机构,对发现的检疫传染病病人、病原携带者、疑似检疫传染病病人和与其密切接触者,未依法实施临时隔离、留验、医学检查和其他应急医学措施的,以及对被检疫传染病病原体污染或者可能被污染的物资、交通工具及其停靠场所未依法进行必要的控制和卫生处理的,由其上级行政主管部门责令限期改正,对直接负责的主管人员和其他直接责任人员依法给予行政处分。

对违反本实施方案、引起检疫传染病传播或者有传播严重危险,构成犯罪的单位和个人,依法追究刑事责任。

三、《食品卫生法》简介

为了保证食品卫生,防止食物污染和有害因素通过食品对人体造成危害,保障人民身体健康,增强人民体质,制定本法。

(一)食品的卫生

食品应当无毒、无害,符合应有的营养要求,具有相应的色、香、味等感官性状。食品的生产和经营过程必须符合下列卫生要求:

(1)保持内外环境整洁,消除苍蝇、老鼠、蟑螂和其他有害昆虫及其滋生的条件,与有毒、有害场所保持规定的距离。

(2)食品生产经营企业应当有与产品品种、数量相适应的食品原料处理、加工、包装和储存等厂房或场所。

(3)应当有相应的消毒、更衣、清洗、采光、照明、通风、防腐、防尘、防鼠、防蝇、洗涤、污水排放、存放垃圾和废弃物的设施。

(4)设备布局与工艺流程应当合理,防止待加工食品与直接入口食品交叉污染、原料与成品交叉污染,食品不得接触有毒物和不洁物。

(5)餐具、饮具和盛放直接入口食品的容器,使用前必须洗净、消毒,餐具、饮具等用具用后必须洗净,保持清洁。

(6)储存、运输和装卸食品的容器包装、工具、设备和条件必须安全无害,保持清洁,防止食品污染。

(7)直接入口的食品应当有小包装或者使用无毒、清洁的包装材料包装。

(8)食品生产经营人员应当保持个人卫生。生产、销售食品时,必须将手洗净,穿戴清洁的工作衣、帽;销售直接入口食品时,必须使用相应的售货工具。

(9)饮用水必须符合国家规定的城乡生活饮用水卫生标准。

(10)使用的洗涤剂和消毒剂应当对人体安全、无害。

《食品卫生法》禁止生产、经营以下食物或制品:

（1）超过保质期限以及腐败变质、油脂酸败、霉变、生虫或其他感官性状异常的食品。

（2）含有毒、有害物质或被有毒、有害物质污染，可能对人体健康有害的食品。

（3）含有致病性寄生虫、微生物或微生物毒素含量超过国家限定标准的食品。

（4）未经兽医卫生检验或者检验不合格的肉类及其制品。

（5）病死、毒死或死因不明的禽、畜、兽和水产动物及其制品。

（6）掺杂使假，影响营养和卫生的食品。

（7）含有未经国务院卫生行政部门批准使用的添加剂或者农药残留超过国家规定容量的食品。

（8）不得在食品中加入药物。但是可以加入按照传统既是食物又是药物的食品原料调料或营养强化剂。

（二）食品卫生管理

定型包装的食品和食品添加剂，必须在包装标志或者产品说明书上按照规定标出品名、产地、厂名、生产日期、批号、规格、主要成分或配方、保质期和食用方法等。食品包装标志必须清楚，容易辨识；在国内销售的食品，必须有中文标志。

食品生产经营人员每年必须进行健康检查；新参加工作和临时参加工作的食品生产经营人员必须进行健康检查，取得健康证后才能参加工作。凡患有痢疾、伤寒、病毒性肝炎等消化道传染病（包括病原携带者）、活动性肺结核、化脓性或者渗出性皮肤病以及其他有碍食品卫生疾病的人，不得参加接触直接入口食品的工作。

（三）食品卫生监督

县级以上地方人民政府卫生行政部门，对已造成食物中毒事故或者有证据证明可能导致食物中毒事故的，可以封存造成食物中毒或者可能导致食物中毒的食品或原料，封存被污染的食品用具并责令食品生产经营者进行清洗消毒；经检验属于被污染的食品予以销毁。

（四）处罚

对生产经营不符合卫生标准的食品，造成食物中毒事故或者其他食源性疾患的，责令其停止生产经营，销毁导致食物中毒或者其他食源性疾病的食品，没收非法所得，并处 1000 元以上 5 万元以下的罚款。对生产经营不符合卫生标准的食品,造成严重食物中毒事故或者其他食源性疾患,对人体健康造成严重危害的,或者在生产、经营的食品中掺入有毒、有害的非食品原料的,依法追究刑事责任。

未取得卫生许可证或者伪造卫生许可证,从事食品生产经营活动的,予以取缔,没收非法所得,并处非法所得 1 倍以上 5 倍以下的罚款;没有非法所得的,处以 500 元以上 3 万元以下的罚款。涂改、出借卫生许可证的,收缴卫生许可证,没收非法所得,处以非法所得 1 倍以上 3 倍以下的罚款;没有非法所得的,处以 500 元以上 1 万元以下的罚款。

对食品生产经营过程不符合卫生要求的,责令其改正,给予警告,可以处以 5000 元以下的罚款。拒不改正或者有其他严重情节的,吊销卫生许可证。

生产经营禁止生产经营的食品的,责令其停止生产经营,立即公告收回已售出的食品,并销毁该食品,没收非法所得,并处以违法所得 1 倍以上 5 倍以下的罚款;没有违法所得的,处以 1000 元以上 5 万元以下的罚款。

食品生产经营人员未取得健康证明而从事食品生产经营的,或者对患有疾病不得接触直接入口食品的生产经营人员不按规定调离的,责令改正,可以处以 5000 元以下的罚款。

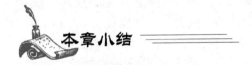

本章小结

本章主要介绍了《民用航空人员体检合格证管理规则》及其他与航空飞行有关法规的主要内容及相关条款。本章应重点掌握体检合格证的管理规则、各级体检合格证的医学标准等方面的内容。

通过本章的学习,对于航空飞行人员明确国家有关法规对空勤人员身体方面的具体规定,保证体检合格等,具有一定的指导作用。

思考与练习

1. Ⅰ、Ⅲ级体检合格证的适用范围有哪些? 其有效期为多久?

2. 体检合格证的有效期是如何计算的? 什么情况下可以延长? 最多可以延长多久?

3. 体检合格证特许颁发的适用范围有哪些?

4. 合格证需重新鉴定的情况是什么?

5. 合格证持有人不得使用的药物有哪几大类？

6. 正常人的脉搏范围是多少？正常人的血压范围是多少？血压的测量有哪些要求？收缩压持续超过多少或舒张压持续超过多少，各级体检合格证均不合格？患有高血压病的飞行人员允许使用的抗高血压药物有哪几大类？

7. 患有消化性溃疡、急性病毒性肝炎、泌尿系统结石、脊柱骨折(不伴脊髓损伤)、腰椎间盘突出、四肢单纯性骨折和脊柱结核的空勤人员各在什么情况下体检合格？

8. Ⅰ、Ⅲ级体检合格证的视力标准是什么？

9. 根据《民用航空人员体检合格证管理规则》的规定，哪些违规行为会受到处罚？

10. 在执行飞行任务期间，飞行人员两餐间隔不得超过多长时间？在运输飞行中，正、副驾驶员用餐有何要求？

11. 空勤人员疗养的目的是什么？分为哪两种形式？通常多长时间一次？每次多长时间？

12. 在非检疫传染病疫区的交通工具上发现检疫传染病病人、病原携带者、疑似检疫传染病病人时，交通工具负责人应当组织有关人员采取哪些临时措施？

13. 在非检疫传染病疫区的交通工具上发现有感染鼠疫的啮齿类动物或者啮齿类动物反常死亡并且死因不明时，交通工具负责人应怎样做？

14. 在交通工具上发现检疫传染病病人、病原携带者、疑似检疫传染病病人时，交通工具负责人必须按照要求立即将交通工具驶往指定的临时停靠地点。临时停靠地点的选定应遵循哪些原则？

15. 在运行途中的航空器上发现鼠疫病人、疑似鼠疫病人时，机长应当立即通过空中交通管制部门，向民用航空行政主管部门报告哪些内容？机长应当组织人员实施哪些临时交通卫生检疫措施？

16. 在运行途中的航空器上发现霍乱病人、病原携带者和疑似霍乱病人时，机长可按原计划飞行，同时按照有关实施方案的规定，通知空中交通管制部门和目的地机场，同时组织人员实施哪些紧急措施？

17. 食品生产经营人员多长时间必须进行健康检查？患有哪些疾病不得参加接触直接入口食品的工作？

下篇　航空急救

本篇导读

飞行安全是航空运输企业应当考虑的首要问题。所谓的安全,就是"无事故"。一旦发生空难事故,机组人员则应当将事故所造成的危害降到最低限度。80%的空难事故发生在起飞3分钟和落地前的8分钟之内,通常将这段时间称为"危险11分钟"。

在陆地迫降中,许多旅客由于飞机迫降过程中发生的烟雾和起火,而导致丧生;而在水上迫降中,发生起火是极为罕见的。在飞行中发生的失火和释压的情况,有可能最终会演变成一次迫降。

据统计,多数发生在起飞和着陆时的空难事故中的旅客能够幸存。这是因为有以下几个原因:此时飞机的飞行高度较低;飞行速度较慢;迫降通常发生在机场或附近的空旷地面,较易获得救助;现代飞机的设计更趋合理,迫降时的冲击力被分散,减轻了机身被破坏的问题。所以,我们通常把这类空难称为"有生存可能的空难"。

世界各地曾发生过各种空难事故,其中有许多处置事故成功的典范。多数的旅客无法在没有机组人员指导和帮助的情况下迅速逃生。成功处置迫降事件的关键在于,全体机组人员尤其是乘务员在机长指挥下完成撤离的能力,这就需要每个机组人员明确自己的职责和任务。

乘务员在实施飞行的全过程中,应始终对可能发生的各种紧急情况保持警戒。这可以使我们尽早地发现问题,充分地估计形势,及时地做出决策,为有可能做出的迫降决定争取更多的准备时间,最终降低迫降所带来的危害。

飞行机组人员通常可以凭借丰富的飞行经验、先进的飞行管理系统及时了解飞行运行中发生的各类问题。然而,有些情况的出现,是驾驶舱机组人员所不能掌握到的,客舱中工作的乘务员却能更早地观察到这些情况。

任何乘务员所注意到的异常情况要及时报告机长。乘务员要记住的是,永远不要低估自己的飞行经验和判断力。如果你确实没有把握判定身边所发生的状况是否危及飞行安全,那么,你也可以将你的忧虑与疑惑告诉一起飞行的同伴或乘务长(主任)。

因此,一旦出现突发事件,掌握必要的急救知识和手段,对于保证空勤人员及全体旅客的生命是极其必要的。

第七章

航空飞行突发情况的现场急救

● 课前导读 ●

　　本章主要介绍一些常见的急救知识,以备航空飞行中出现突发情况时使用。首先介绍现场急救的一般原则,其次对外伤急救的三种常用方法——止血术、人工呼吸、骨折固定法——进行详细的介绍。

教学目标

通过本章的学习,应了解和掌握以下主要内容:

知识目标

了解并掌握现场急救的注意事项、基本原则和主要措施。

技能目标

1. 掌握外伤的止血方法和包扎方法。

2. 掌握骨折的判定,骨折后的固定方法以及伤员的搬运方法。

第一节　现场急救的基本原则和措施

　　现场急救,是指当危重、急症以及意外伤害发生而专业医务人员未赶到之前,抢救者利用现场所提供的人力、物力为伤病者采取及时、有效的初步救助措施。当发现需要急救的伤病员时,首先必须注意以下问题:

　　● 自身的安全,不能因为对别人施救而使自己成为新的受害者。

　　● 如果只有一个人昏迷或出血,应先抢救再呼救;但如果受害人数较多,则应先呼救再抢救。

● 对于众多受害者,应先抢救严重出血、心跳呼吸停止和昏迷等危重伤病员。

● 如果受害者处于禁区,应立即报告有关部门。

一、现场急救的基本原则

当现场出现成批伤员后,接受过急救培训的目击者,只要遵循一定的医疗救护原则,就可即时稳定危重伤员的生命体征,缓解伤情,减轻痛苦,并为进一步救治奠定基础、创造条件。

1. 急救顺序

要先救命后治伤(或病)、先治重伤后治轻伤、先排险情后实施救助、先易后难、先救活人后处置尸体。对生存希望不大的濒死者,应根据具体情况而定。如果当时医疗条件允许,也应全力抢救;但大批伤员出现时,绝不应该将有限的医疗力量花费在已无生存希望的濒死者上,而放弃经过现场急救能够生还的伤员。

2. 对症处理

充分发挥现场急救五大技术(通气、止血、包扎、固定和搬运)和其他急救技术,以保持伤员的基本生命体征。

3. 快速及时

力争早医、快送,创伤急救应该强调"黄金 1 小时"。对于大出血、严重创伤、窒息、严重中毒者,争取在 1 小时以内、在医疗监护下直接送至附近医院手术室或高压氧舱,并强调在 12 小时内必须得到清创处理。

4. 前后继承

为确保现场急救措施紧密、衔接,防止前后重复、遗漏和其他差错,要有正式的医疗文本。

二、现场急救的主要措施

1. 解救伤员

通过寻找、挖掘、搬运,使伤员脱离险境。对由于地震、交通事故、工伤事故等造成肢体挤压过久的伤员,应在迅速解困后做到"六不":不随便走动或移动受压肢体,不按摩肢体,不抬高肢体,不加压包扎,不上止血带,不热敷。

2. 呼吸通畅

对呼吸困难者,应迅速通畅其呼吸道。可用"仰头举颌法"将坠落的舌根上举或用舌钳将舌头拉出;清除伤病员口、鼻、咽喉部的血块、黏液、呕吐物或其他异物;解开伤病员的领带、衣领、裤带等;必要时,进行穿刺或手术;对呼吸、心跳停止者,应立即做人工呼吸和心肺复苏术。

3. 及时止血

大量出血是伤员早期死亡的主要原因。因此,必须及时、有效地制止出血。常用的现场止血方法有加压包扎止血、指压法止血、填塞止血和止血带止血等。用止血带止血时,应注明时间,做好标记。

4. 包扎伤口

包扎伤口的目的是保护伤口、避免污染、止血和止痛。注意伤口一般不敷任何药物,包扎材料常用灭菌纱布或绷带、毛巾、软布等。对外露的骨折端包扎时不应回纳或复位;对颅脑伤有骨折或脑组织膨出者,可用一个经过消毒的碗扣在其上再进行包扎;对开放性气胸可用厚敷料盖在其上再严密包扎;对腹部受伤而脏器脱出者,不应回纳,应用纱布覆盖再用碗扣上,然后再进行包扎。对大面积烧伤者,用三角巾或清洁的被单保护创面,黏附在创面的衣服不必去除;对烧伤的创面,应用清水冲洗和湿敷。

5. 骨折固定

骨折固定旨在减轻痛苦、防止休克和继发感染,减少并发症和后遗症。对上肢骨折者,可将伤肢悬吊于胸前,并固定于胸侧,也可用木制夹板、铁丝夹板、充气夹板或就地取材固定;对下肢骨折者,可用夹板或固定于健侧肢体;对头颅受伤或怀疑颈椎损伤者,用颈托或铁丝夹板固定。一时找不到夹板的话,可用两个沙袋或坚实的枕头置于伤员颈部两侧并用绷带固定。

6. 保存器官

对断离的肢体如手指、足趾、鼻、耳,以及人面部的皮肤等,应用敷料包好,适当冷藏后和伤员一起送往医院。

7. 预防措施

疼痛、出血常会引起伤员休克。现场应及时给予止痛剂止痛,静脉输血补液,也可临时使用抗休克裤以保持脑组织血流量。同时,应及时给予抗生素以防感染。

第二节　航空飞行中外伤的现场急救

一、止血术

急性出血是外伤后早期致死的主要原因。因此,血液是维持生命的重要物质保障。成人的血液约占自身体重的 8%,一个体重 50 公斤的人,血液约有 4000 毫升。外伤出血时,当失血量达到总血量的 20% 以上时,出现明显的休克症状。当失血量达到总血量的 40% 时,就有生命危险。现场抢救时,首要的是采取紧急止血措施,防止因大出血引起休克甚至死亡。因而判断出血的性质对抢救具有一定的指导意义。

（一）出血的种类

按损伤的血管性质不同,出血可以分为以下三种:
- 动脉出血:血色鲜红,血液由伤口向体外喷射,危险性大。
- 静脉出血:血色暗红,血液不停地流出。
- 毛细血管出血:血色鲜红,血液从整个创面渗出,危险性小。

根据出血部位的不同,出血可分为以下两种:
- 外出血:由皮肤损伤向体外流出血液,能够看见出血情况。
- 内出血:体内深部组织和内脏损伤,血液由破裂的血管流入组织或脏器、体腔内,从体表看不见血。

（二）失血的表现

失血量达全身血量的 20% 以上时,则出现休克症状:脸色苍白,口唇青紫,出冷汗,四肢发凉,烦躁不安或表情淡漠,反应迟钝,呼吸急促,心慌气短,脉搏细弱或摸不到,血压下降或测不到。

（三）止血方法

1. 指压止血（压迫止血）

用手指在伤口上方（近心端）的动脉压迫点上,用力将动脉血管压在骨骼上,中断血液流通,达到止血目的。指压止血是较迅速、有效的一种临时止血方法,止住出血后,需立即换用其他止血方法。①颞动脉止血:用拇指或食指在耳屏前稍上方正对下颌关节处用力压。用于头顶及颞部的出血。②颌外动脉止血:用拇指或食指在下颌角前约半寸处,将颌外动脉压在下颌骨上。用于腮部及颜面部的出血。③颈总动脉止血:把拇指或其余四指放在气管外侧(平甲状软肌)与胸锁乳突肌前缘之间的沟内可触到的颈总动脉上,将伤侧颈总动脉向颈后压迫止血。用于头、颈部大出血。此法非紧急时不能用,禁止同时压迫两侧颈总动脉,防止脑缺血而昏迷死亡。④锁骨下动脉止血:拇指在锁骨上凹摸到动脉搏动处,其余四指放在受伤者颈后,用拇指向凹处下压,将动脉血管压向深处的第一肋骨上止血。用于腋窝、肩部及上肢的出血。⑤尺、桡动脉止血:将伤者手臂抬高,用双手拇指分别压迫于手腕横纹上方内、外侧搏动点(尺桡动脉)止血。用于手部出血。⑥肱动脉止血:将上肢外展外旋,曲肘抬高上肢,用拇指或四指在上臂肱二头肌内侧沟处施以压力,将肱动脉压于肱骨上即可止血。用于手、前臂及上臂下部的出血。⑦股动脉止血:在腹股沟中点稍下方、大腿根处可触摸到一个强大的搏动点(股动脉),用两手的拇指重叠施以重力压迫止血。用于大腿、小腿、脚部的动脉出血。⑧足背动脉和胫后动脉止血:用两手食指或拇指分别压迫足背中间近脚腕处(足背动脉)和足跟内侧与内踝之间(胫后动脉)止血。用于足部出血。⑨指动脉止血:将伤指抬高,可自行用健侧的拇指、食指分别压迫伤指指根的两侧。适用于手指出血的自救。

2. 加压包扎止血

先用消毒纱布垫覆盖伤口后,再用棉花团、纱布卷或毛巾、帽子等折成垫子,放在伤口敷料上面,然后用三角巾或绷带紧紧包扎,以达到止血目的。伤口有碎骨存在时,禁用此法。用于小动脉、静脉及毛细血管出血。

3. 加垫屈肢止血

(1)前臂或小腿出血,可在肘窝或腘窝放纱布垫、棉花团、毛巾或衣服等物,屈曲关节,用三角巾或绷带将屈曲的肢体紧紧缠绑起来。

(2)上臂出血,在腋窝加垫,使前臂屈曲于胸前,用三角巾或绷带把上臂紧紧固定在胸前。

（3）大腿出血，在大腿根部加垫，屈曲髋关节和膝关节，用三角巾或长带子将腿紧紧固定在躯干上。

使用加垫屈肢止血的注意事项如下：

有骨折和怀疑骨折或关节损伤的肢体，不能用加垫屈肢止血，以免引起骨折端错位和剧痛。使用时，要经常注意肢体远端的血液循环，如血液循环完全被阻断，要每隔1小时左右慢慢松开一次，观察3~5分钟，防止肢体坏死。

4. 止血带止血

用于四肢较大动脉的出血。用其他方法不能止血或伤肢损伤无法再复原时，才可用止血带。因止血带易造成肢体残疾，故使用时要特别小心。止血带有橡皮制的和布制的两种，如果没有止血带，亦可用宽绷带、三角巾或其他布条等代替。

（1）橡皮止血带止血：先将缠止血带的部位（伤口的上部）用纱布、毛巾或受伤者的衣服垫好，然后以左手拇、食、中指拿止血带头端，另一手拉紧止血带绕肢体缠两圈，并将止血带末端放入左手食指、中指之间拉回固定。

（2）就便材料绞紧止血：在没有止血带的情况下，可用手边现成的材料，如三角巾、绷带、手绢、布条等，折叠成条带状缠绕在伤口的上方（近心端）；缠绕部位用衬垫垫好，用力勒紧，然后打结。在结内或结下穿一短棒，旋转此棒使带绞紧，至不流血为止，将棒固定在肢体上。

止血带止血法是大血管损伤时救命的重要手段，但用得不当，也可出现严重的并发症，如肢体缺血坏死、急性肾衰竭等。因此，使用时须注意以下几点：

● 止血带不能直接缠在皮肤上，必须用三角巾、毛巾、衣服等做成平整的垫子垫上。

● 上臂避免绑扎在中1/3处，因此处易伤及神经而引起肢体麻痹。上肢应扎在上1/3处，下肢应扎在大腿中部。

● 为防止远端肢体缺血坏死，在一般情况下，上止血带的时间不超过2~3小时，每隔40~50分钟松解一次，以暂时恢复血液循环；松开止血带之前，应用手指压迫止血，将止血带松开1~3分钟之后，再在另一稍高平面绑扎；松解时，仍有大出血者，不再在运送途中松放止血带，以免加重休克。

● 如肢体伤重已不能保留，应在伤口上方（近心端）绑止血带，不必放松，直到手术截肢。

● 上好止血带后，在伤者明显部位加上标记，注明上止血带的时间，尽快送往医院处理。

● 严禁用电线、铁丝、绳索代替止血带。

5. 填塞止血

用急救包、棉垫或消毒的纱布填塞在伤口内,再用加压包扎法包扎。用于大腿根、腋窝、肩部、口、鼻、宫腔等部位的出血。

二、人工呼吸

一个人呼吸停止后 2~4 分钟便会死亡,在这种情况下,如果对病人实行口对口的人工呼吸,将有起死回生的可能。

1. 操作要领

(1)病人仰卧,面部向上,颈后部(不是头后部)垫一软枕,使其头尽量后仰。

(2)挽救者位于病人头旁,一手捏紧病人鼻子,以防止空气从鼻孔漏掉。同时用口对着病人的口吹气,在病人胸壁扩张后,即停止吹气,让病人胸壁自行回缩,呼出空气。如此反复进行,每分钟约 12 次。

(3)吹气要快而有力。此时要密切注意病人的胸部,如胸部有活动,立即停止吹气。并将病人的头偏向一侧,让其呼出空气。

2. 注意事项

(1)成人每次吹气量应大于 800 毫升,但不要超过 1200 毫升。低于 800 毫升,通气可能不足;高于 2000 毫升,常使咽部压力超过食管内压,使胃胀气而导致呕吐,引起误吸。

(2)每次吹气后,抢救者都要迅速掉头朝向病人胸部,以求吸入新鲜空气。

(3)对小孩 3 秒一次,一分钟 20 次。要规律地、正确地反复进行。

(4)进行 4~5 次人工呼吸后,应摸摸颈动脉、腋动脉或腹股沟动脉。如果没有脉搏,必须同时进行心脏按压。

三、骨折固定法

骨骼在人体中起着支架和保护内脏器官的作用,其周围常常伴有血管和神经。一旦出现骨折,如果不加以固定,在送往医院途中,骨折的断端容易伤及其周围的血管、神经和内脏器官,而且还会加重病人的痛苦。所以,一般说来,骨折后都要首先进行临时固定,然后再送往医院。

（一）骨折的判断

骨折,是指骨髓的完整性遭到破坏或骨筋的连续性被中断。对于开放性骨折,由于其骨骼断端与外界相通,容易判断。而对于骨骼断端不与外界相通的闭合性骨折来说,其最明显的特征是:①局部剧烈的疼痛和压痛;②肢体活动受到限制或完全不能活动;③骨折部位有明显的肿胀或出现成角、旋转、肢体缩短等畸形。

（二）四肢骨骨折的固定方法

四肢骨骨折的固定原则是:首先应对骨折进行大体复位,再进行止血和包扎,然后才固定。固定的范围应包括上、下两个关节。对于肢体骨折突出部分,还应用棉垫或其他软性材料做衬垫,防止由于压迫引起的皮肤组织缺血坏死。

1. 锁骨骨折

将两条带状三角巾,分别环绕在两个肩关节处,并于背后打结;再将三角巾的底角在两肩过度后张情况下,在背部打结。

2. 上肢骨折

上肢骨折时,可用两条三角巾和一块夹板将伤肢固定。先用一块夹板固定上臂,一条三角巾悬吊前臂,另一条带状三角巾分别经胸口至背部侧腋下打结;若肘关节骨折而弯曲时,用两条带状三角巾和一块夹板固定;前臂骨折时,用一块夹板置于伤肢下面、两条带状三角巾将其固定:一条三角巾悬吊伤臂,另一条带状三角巾绕胸背于侧腋下打结;手指骨折时,可用小木片和两片胶布固定,也可把伤指固定在健指上。

3. 下肢骨折

（1）自体固定法。可用绷带或三角巾将健肢和伤肢捆绑在一起。注意应将伤肢拉直,并在两下肢之间突出处放上棉垫或海绵,以防局部压痛。

（2）木板固定法。取两块长短不同的木制或塑料夹板。长夹板置于外侧,从脚跟至腋部;短夹板置于内侧,从脚跟至腹股沟部。再用绷带或带状三角巾捆绑固定。适用于股骨骨折。下肢胫、腓骨骨折时,可用同样长两块夹板。分别置于伤肢内外侧,在空隙处放上棉垫。然后用绷带或三角巾加以固定。

4. 脊柱骨折

凡怀疑有脊柱、脊髓伤者,在急救和搬运时都必须十分小心。避免搬动不当而移位,从而加重脊柱伤的程度。因此,在搬运前,应当先作固定。

5. 颈椎骨折

只要怀疑颈椎损伤,即应用颈托固定。当现场没有颈托时,可将伤员移至木板上,取仰卧位,在其肩背部垫上软枕,使颈部略向后伸展;头两侧各垫枕头或沙袋,并将头用绷带固定于木板上,以免头部晃动。

6. 胸腰椎骨折

应将伤员平卧在垫有软垫的木板上,应在腰部垫上软枕,并用绷带将伤员固定在木板上,以免在搬运时因骨折部位移动而使损伤加重。

(三)脊柱骨折伤员的搬运

对于脊柱骨折的伤员,现场处理主要是正确地搬运,并迅速转送到医院进行救治。如果搬运不当,常常会造成严重的后果,所以,抢救时要格外小心。搬运时,应用硬质担架;如果条件不具备,也可以用床板、门板等代替。搬运时,切忌翻动伤员。

1. 颈椎骨折伤员的搬运

对于颈椎骨折的伤员,如果搬运不当,不但有发生四肢和躯干高位截瘫的可能性,还会有引起延髓呼吸中枢压迫、出现呼吸停止而死亡的危险。搬运的要点是:3~4人一起搬运,其中1人专管头、颈部的固定,做到不屈、不伸、不旋转,其余3人蹲在伤员的同侧,2人(或1人)托躯干,1人抱下肢,合力将患者搬到平板担架上;最好取仰卧位,颈部两侧用沙袋及衣物固定,防止搬运过程中头部左右摇摆。

2. 胸、腰椎骨折伤员的搬运

胸、腰椎骨折伤员的搬运也应由3~4人一起协作。搬运时都蹲在伤员的同侧,其中1人托住肩和头部,1人托住腰和臀部,1人抱住伸直并拢的双下肢,动作一致、平稳地将伤员移放到平板担架上。注意绝不能扭动伤员的腰、背部;最好取仰卧位,并用宽带将伤员固定于担架上,以免运送途中滑动。

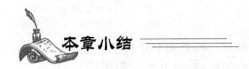

本章小结

本章主要介绍了现场急救的基本原则和外伤急救的三种常见方法。本章的学习重点应放在具体实践技能的掌握上,比如止血、人工呼吸以及骨折固定的方法。

本章内容的学习,对于空勤人员在出现突发情况时开展急救、减少人员伤亡,有积极的作用。

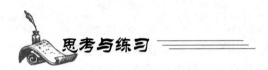

思考与练习

1. 现场急救有哪些注意事项? 现场急救的基本原则是什么? 现场急救的主要措施有哪些?

2. 动脉出血、静脉出血和毛细血管出血的特点各是什么?

3. 外出血的处理步骤是什么? 外出血的止血方法有哪些? 包扎在外伤急救中有何重要意义?

4. 闭合性骨折有何特征? 四肢骨骨折的固定原则是什么?

5. 颈椎骨折的搬运要点有哪些?

第 八 章

机上旅客突发疾病的急救服务

● 课前导读 ●

　　本章主要介绍飞机上的简单医疗服务，即在航空飞行中一旦出现昏迷、心脏停搏、紧急分娩以及经济舱综合征等紧急情况下的一些治疗方法和手段。

教学目标

通过本章的学习,应了解和掌握以下主要内容:

知识目标

1. 了解并掌握航空飞行中昏迷的主要原因。

2. 了解并掌握经济舱综合征高危因素以及预防手段。

技能目标

1. 在实际飞行工作中,掌握昏迷程度的判定,以及昏迷的急救方法。

2. 掌握心肺复苏术的主要方法和步骤。

3. 掌握机上流产或分娩的急救手段。

　　当问到空中乘务员在飞行中她们最担心的问题是什么时,答案是多种多样的,但统计表明,居首位的回答是乘客或机组成员的猝死。有时,在航空旅行的途中会发生紧急的事件,大部分的急症事实上都发生在机场内。不过,偶尔在飞机上还是会遇到紧急的情况。飞机上最常见的急症是晕厥、肠胃毛病与心绞痛。一般来说,发生紧急情况时除了机上的工作人员之外,通常会请求机上的医师协助,甚至于会改变飞行的目的地以抢救病人的生命。虽然飞机上会有急救箱,但是目前为止,机上的急救箱并没有标准化的配备。根据国际民航组织的资料发现,每年每百万旅客约有 0.31 人在机上死亡,其中有一半是因为突发性的心跳停止。所以,越来越多的飞机上会准备电击器。只是这些心跳停止的病人中有80%都无法在第一时间发现,更无法适时地施予电击。

遇到紧急情况后,乘务员的任务是提供必要的,但又是基本的紧急救治,直到专业医务人员赶到,而不是诊断某人病情或进行预先治疗。了解急救常识,是提供急救工作的重要保证。主要的急救常识如下:

(1)评估伤势时,让乘客保持安静。

(2)不要让其他乘客围观病人。

(3)千万别忽视乘客对有关疾病或伤痛的抱怨。

(4)除非绝对必要,否则不要移动乘客;保持最适合他/她病情或伤害的位置。

(5)提供急救时,应考虑机舱内特定形势下有限而特定的空间。

(6)不得进行皮下注射。

(7)只有在告诉乘客并得到示意或默认后,才能给乘客服用口服药。

(8)提供急救时,应及时观察乘客的生命体征。

(9)不要当着乘客的面讨论其病情,通常有些看上去失去意识的人是能够听得见的。此外,也不要在不必了解情况的人能听到的情况下讨论乘客的病情,如其他乘客或新闻媒介代表。

(10)如果乘客自称医生,应要求看一下其证件并确定他是哪科的医生。

(11)直到医生或合格的代表来到后,才可离开病人。

(12)通知并让机长了解情况。

(13)完成相应的行政步骤和文件。

(14)识别生命体征,并提供急救帮助。

(15)每一位乘务员都应作为集体的一员来履行职责,以确保迅速而有效地处理情况。

第一节　不适合航空飞行的身体状况

航空旅行为现代人的生活提供了很大的便利性。然而,在航空旅行之中,机舱密闭空间气压随飞行高度的变化而变化,事实上会对旅客的健康产生明显的影响,绝对不可掉以轻心。一般所采用的航空运输工具有四大类:民航喷气机、小型民航机、轻航机、直升机。我们要讨论的对象将以大型的民航喷气机为主。

一般在海平面时,我们所吸入的空气中氧气含量约是 21%,换算成氧气分压则约在 149 毫米汞柱,但是到了约 2400 米的高度时就只剩 108 毫米汞柱了。

由于人类若是急速地由海平面上升至约 3000 米高度时,可能会出现高山症,所以不管何种机型的飞机,在任何的飞行高度都不会让机舱内的压力维持在相当于 2400~3000 米高度以上的情形。也就是说,不会让机舱内的氧气分压低于 108 毫米汞柱。一般的正常人在处于 3000 米的高度时,虽然氧气分压下降,但是其血红素的氧气饱和率还可以维持在 90% 左右,这样的情形还不会造成不适的症状。但是,若是有心肺疾病的人就不是这样了。所以,有心肺疾病的人在旅程规划时一定要考虑到这一点,在 3000 米的高度吸入 100% 的氧气时,氧气分压约可以达到 440 毫米汞柱,一般而言,对轻中度的心肺病患者应该已经足够。

一、氧气的补充

如果在机上需要补充氧气的话,一般还是建议给予较高浓度(接近 100%)的氧气。如果机上可以做病人的血氧分析的话,或许就可以做得更好一些;但是一般在飞机上都没有这些设备,所以只能给予高浓度的氧气。然而,有些状况就更复杂了,如很多慢性阻塞性肺疾病的病人因为长期的二氧化碳累积,其呼吸中枢是仰赖血液中相对缺氧的状态来维持呼吸的,这种病人给予高浓度的氧气可能适得其反。一般飞机上的氧气面罩是供紧急情况下使用的,无法提供给单一患者使用。所以有这种需要的人,最好要事先估计好飞行时间,计算好所需的氧气量(最好再加倍准备),自己携带氧气筒来旅行。但是,一定也要准备好相关的器具,如气阀,以免临时无法使用;以气管内管协助呼吸的病人,一定要携带空气潮湿瓶。

二、压力伤害

气压变化所造成的问题不只是氧气浓度的改变而已,根据波义耳定律,气体会随着压力改变而改变体积。当我们在约 2400 米的高度时,在海平面相同体积的空气会膨胀达 30%,这种气体体积的变化会对一些人造成严重的后果。例如,在临上飞机前才刚潜完水的人、气胸的病人、肠胃胀气的病人、颅部手术刚刚结束的病人等都有可能因为气压变化造成体内空气的膨胀而出现严重的后果。某些病人若是带着气管内管上飞机时也要注意,因为在飞机上升时很可能会造成气管内管固定气球的空气膨胀,随之造成气管内壁黏膜的坏死;反过来说,当飞机在下降时,固定气球的空气可能相对的收缩,使得气管内管出现漏气的征兆。

气胸的病人从事航空旅行尤其危险,一方面,因为随着气压的变化,肺部的气泡可能会破裂而造成严重的气胸;如果造成张力性气胸,航空飞行有很大的生命危险。另一方面,由于气压的改变,肠胃道内的空气也会膨胀造成胀气,甚至可能向上压迫肺部呼吸的功能;如果之前曾经接受过腹部手术的话,甚至可能因此造成手术部位伤口的撕裂,所以一般不建议腹部手术 24 小时内的病人从事航空旅行,倘若特殊情况必须旅行的话,则将飞行高度保持在约 1200 米以下比较安全。

从事潜水的旅客,最少要相隔 8 个小时以上再上飞机,如果情况许可,最好是相隔 24 小时以上。因为之前潜水时所用氧气筒内的氮气,可能在吸收后随着气压的减低而自血液中溶解出来,造成气体栓塞;如果必须要飞行,就一定要保持在低飞行高度,最好能将机舱压力维持在海平面的水准上。

三、机舱内的环境

1. 空调环境

现代广体客机多采用循环式空调,每 3~4 分钟机舱的空气会与外界空气完全交换一次。由于机舱内的空气会不断循环,所以在狭小的密闭空间之内待上较长一段时间,会担心疾病的传播。现代客机内多配有高效率的空气过滤器,可以有效去除 99.97% 小于 3 微米的空气中粒子。但是,一般的病毒与某些细菌大小多在 0.1~1 微米之间,使得这些病原菌的传播更有利。根据一些研究发现,由于机舱的环境,其所传播的细菌与地面情况比起来也不太相同。截至目前,被证实的经机舱中空气传染的疾病仅有流行性感冒与肺结核。

2. 低湿度

现代的广体客机在起飞至稳定飞行高度之后的一两个小时之内,其空气相对湿度便降得很低。在经济舱内,由于乘客较多还可以维持约 25% 的相对湿度,而头等舱仅有 5%~10%,是相当干燥的环境。然而,一般乘客在这样的环境之中并不容易察觉出变化,一直要到湿度改变持续 8 个小时以上才会察觉,因为之前的差距可以经由身体正常口渴等来调整。虽然并没有全身性的缺水现象,但是会因为局部的缺水而造成不适,如眼睛、皮肤与鼻咽的干燥。治疗上只能以局部人工泪液、皮肤乳液擦拭与湿毛巾遮口呼吸来解除症状,但是都只能暂时改善。

3. 游离辐射

机舱内的游离辐射随着飞行高度的不同而有所差异。当飞机飞到约 1.2 万米的高度时,其机舱内暴露的游离辐射高达海平面的 6 倍。所以空勤人员等因为职业的关系,长期暴露在大量的游离辐射之中。根据国际游离辐射保护委员会的建议指出,时常飞行的人应该保持一年的飞行时数少于 2000 小时,而孕妇的飞行时数在怀孕期间应保持在 200 小时以内,以免过度的游离辐射剂量。

四、上飞机前的评估

1. 缺氧的状况

当飞行在约 2100 米的高度时,每个人的血氧饱和度都会从海平面的 98%降到 92%左右,这样的改变一般都没有症状,但是对一些有心肺疾病的人就不是如此了。如果一个人的肺功能是正常的,即使他是一个狭心症或是中风的病人,因为机舱压力变化所导致的缺氧状况应该是不会造成严重的影响;但是如果病人有严重的贫血(血红素小于 7 克/分升)就会出现缺氧的症状。上飞机前的评估基本上仰赖病史与简单的测验,如果病患能够在平路连续行走 100 米,同时将血氧浓度维持在 70 毫米汞柱的话,这样的人在飞行时大概就不必仰赖氧气。可能的话,高空仿真测验(High Altitude Simulation Test)以低于海平面的氧气浓度环境做肺功能测试更有帮助,不过,这并不是例行的检查。由于有心肺疾病的人在飞机上可能需要一些协助,而各航空公司所能提供的内容又不尽相同,所以在出门前,还是先与航空公司联系比较好。

2. 孕妇

怀孕 36 周以上的孕妇不适合搭乘国际航线的飞机,而 38 周以上的孕妇更是连国内班机都不应搭乘。一方面,在飞航的过程中,有一些因素可能导致孕妇早产:①生过很多小孩的孕妇;②之前有早产病史者;③年龄较大的经产妇;④高危险妊娠的产妇。如果是一个健康而正常的怀孕过程的话,理论上 38 周以前搭飞机旅行都很安全,但是这个时期的孕妇在旅行时一定考虑到在当地生产的可能,所以一定要先妥善地安排。另一方面,如果是经常搭乘飞机的孕妇,要小心游离辐射所造成的危害,而产后两星期内也不建议搭机。

3. 静脉栓塞

长途旅行与静脉栓塞或血栓的形成有明显的关联,这种情形称之为"经济舱症候群"。出现经济舱症候群有一些危险因子,包括:①抽烟;②肥胖;③使用避孕药者;④曾有静脉栓塞病史者;⑤身材较高的人可能也比较危险。在长途飞行当中,腿部的肿胀是很常见的,但是在有限的研究当中发现,飞行中凝血功能并没有明显的改变。因此,在长途的飞行时,建议旅客多喝水、避免饮用过量的酒精与鼓励腿部的活动,可以减少静脉血栓的形成,也可以针对个别的病患建议穿着弹性袜。对于一些高危险的旅客(如过去曾经出现深部静脉栓塞),可以采用一些预防性的药物。由于这方面并没有很足够的研究可以佐证,目前已知使用阿司匹林无法有效预防血栓形成,不过,抗凝血剂还是有帮忙的。

4. 耳鼻喉的疾病

一个旅客若是还有中耳的问题,如感冒或是过敏性鼻炎的话,一般是不太建议上飞机的,除非飞机可以维持在很低的高度飞行。中耳是最常受到压力伤害的地方,主要是因为耳咽管的不平衡,而耳咽管的不平衡多半都是与感冒有关。平衡中耳内外的压力差有一些方法,包括吞咽动作、打哈欠等,但是在上呼吸道发炎肿胀时,这些动作常常都徒劳无功,所以可以采用一些抗生素来帮忙。

如果中耳内外的压力持续不平衡,旅客会出现持续性的耳朵疼痛、传导性的听力障碍及晕眩,在飞机落地的几小时内接着就会出现中耳积水的情形。中耳积水可以改善病人的中耳内外压力差,但使旅客依然感到很不舒服,如果持续积水的话,感染的概率也会上升。一般的治疗只是支持性的,包括消肿药物及简单的抗生素等,这种情形在 5~10 天后就会恢复正常。有的时候如果情形严重,旅客会出现耳膜破裂的情形。

五、不适合航空飞行的情况

1. 绝对不适合航空旅行的情形

- 没治疗过的气胸。
- 最近进行过腹部手术。
- 颅内有空气的病人。
- 空气坏疽的病人。
- 组织内含有过度饱和氮气的潜水游客。

2. 相对不适合航空旅行的情形

- 意识模糊。
- 呼吸功能不佳。
- 心脏衰竭。

- 体腔内有未排除之空气者。
- 极度贫血者(血色素在 7 克/升以下)。
- 镰状血球贫血。
- 精神状态异常。
- 未治愈的传染病。
- 严重烧伤病患。
- 打石膏患肢肿胀的患者。

第二节　经济舱综合征的急救

经济舱综合征,是指在经济舱,由于旅客只能长时间坐在座位上,造成腿部血栓,血栓进入心脏等器官引起心肌梗死的一种病症。在美国,经济舱综合征每年已影响到近 200 万人的健康。研究经济舱综合征的专家指出,原本以为最容易患上经济舱综合征的是老人、正服用避孕药片的妇女、体重过重和刚做过手术的人等,但是现在看来任何一名经济舱乘客都有可能受到经济舱综合征的袭击,身体健康者也不例外。

飞机给人们带来了极大的方便,它使我们的世界看上去似乎比原来要小。然而,在飞机问世一个多世纪之后,经济舱综合征的出现却使得人们对乘飞机产生了恐惧。受经济舱综合征困扰的大部分是中年人和老人。尽管现代医学还不清楚导致经济舱综合征的根本原因,但是可以肯定,飞机上经济座舱空间狭小,旅客在长途飞行中只能保持坐姿是最关键的一点。长时间保持同一姿势,可导致人的腿部血液循环出现障碍而形成血栓,如果这些小的血凝块"流窜"到心脏或肺这样的器官,就会产生肺或心脏供血不足引发死亡的病症。

前不久,德国的科学家试图通过实验寻找引发经济舱综合征的原因。他们发现,有些人容易患经济舱综合征可能是因为他们体内负责产生凝血素的 F2 基因发生变异。F2 基因是一种有凝结作用的蛋白质,如果这种蛋白质超量,就会释放出过多的凝血素,然后产生更多的凝血酶,导致血栓的形成。

采取以下措施可以有效地预防经济舱综合征:

(1)充分饮水和摄入一些柠檬。科学家建议,乘客在飞行途中多摄入些柠檬。因为日本研究人员发现,柠檬中含有柠檬酸和柠檬多酚,可减少凝血的可能性,有助于调节血液循环,避免发生深静脉血栓的形成。

(2)长途飞行中不要过多饮用含有酒精类的饮料,但可以适量饮用含有糖分和钠离子的饮料。饮用含有糖分和钠离子的饮料,可以使乘客排尿量减少,有利于体内液体的保持和抑制血液黏滞度的升高,对预防经济舱综合征有一定好处。

（3）不要吸烟。

（4）腿部做伸展或按摩运动。科研人员已经发现了种种可以帮助人们摆脱经济舱综合征的方法。针对机舱内空间狭小,迫使旅客们不得不保持坐姿的问题,设在伦敦的空中伙伴包租公司对一架波音747客机进行了改装:在机舱中安装了一条总长130米的环形跑道,以帮助乘客避免因长途飞行导致深静脉血栓。据该公司称,试飞显示,为防止长时间的飞行造成血栓,乘客都能积极利用这条跑道。同时,要知道在长途飞行中尽量多活动,即使不便离开座位,也要尽量活动脚趾,让血液流通。

（5）40岁以上的人,避免作密集的空中旅行。

（6）手术后,不要立即作空中旅行。

（7）有血栓家族史的乘客,应倍加小心。

（8）穿长筒袜能防止经济舱综合征。

第三节　对昏迷旅客的急救

昏迷,是指意识完全丧失,是最严重的意识障碍,是高级神经活动的高度抑制状态。颅内病变和代谢性脑病是常见的两大类病因。

一、昏迷的分类

根据程度,昏迷可分为:①浅昏迷,对强烈痛刺激有反应,基本生理反应存在,生命体征正常;②中度昏迷,对痛刺激的反应消失,生理反应存在,生命体征正常;③深昏迷,除生命体征存在外,其他均消失;④过度昏迷,即脑死亡。

某些部位的病变可出现以下一些特殊的昏迷:①醒状昏迷,又称去皮质状态,属两侧大脑半球广泛性病变;②无动性缄默症,属网状结构及上行激活系统病变;③闭锁综合征,属脑桥腹侧病变。

昏迷应与嗜睡、意识混浊、昏睡及木僵等有区别。昏迷时,常有生命体征的急剧变化。多种生理参数(心、肺功能,体温,脑电图,肾功能及各种生理反射等)的监测是必不可少的。首要的是针对病因积极治疗,预防并发症,保护心、肺、肾及中枢神经系统的功能。

二、昏迷的原因分类

以下依据昏迷病人有无脑膜刺激征和局灶性脑症状,对昏迷病因作简单的划分归类。

1. 脑膜刺激征阳性和局灶性脑症状阴性

(1)突然起病,以剧烈头痛为前驱症状者,常为蛛网膜下腔出血。
(2)突然起病,以发热为前驱症状者,常为脑膜炎、脑炎。

2. 脑膜刺激征阳性/阴性和局灶性脑症状阳性

(1)与外伤有关者,多为颅脑外伤、硬膜外血肿、硬膜下血肿。
(2)突然起病者,多为脑出血、脑梗死。
(3)以发热为前驱症状者,多为脑脓肿、脑脊髓炎、脑血栓性静脉炎。
(4)缓慢起病者,多为脑瘤、慢性硬膜下血肿。

3. 脑膜刺激征阴性和局灶性脑症状阳性

(1)尿有异常者,要考虑尿毒症、糖尿病、急性尿卟啉症。
(2)处于休克状态者,多为低血糖、心肌梗死、肺梗死、大出血。
(3)有明确中毒原因者,多为酒精、安眠药、一氧化碳、有机磷农药等中毒。
(4)有黄疸症状者,多为肝性脑病。
(5)有发绀症状者,多为各种原因引起的肺性脑病。
(6)有高热症状者,多为重症感染、中暑、甲状腺功能亢进危象等。
(7)有体温过低者,多为休克、黏液性水肿、冻伤等。
(8)有特殊气息气味者,多为糖尿病、肝性脑病、酒精中毒、尿毒症、有机磷农药中毒等。
(9)昏迷短暂者,多为癫痫、晕厥、脑震荡等。

三、昏迷的急救

如果有病人家属在场,通过他们了解其病史,常常可以大致推断出发生昏迷的原因。但在更多的情况下,可能在现场难以明了昏迷病人的病因。其实,此时去追究是什么原因导致的昏迷并没有多大意义。因为昏迷总是疾病或伤情严重

的表现,是生命垂危的征象。因此,在现场一旦发现昏迷病人,都应立即进行急救,其原则如下:

(1)保持呼吸道通畅,吸氧,呼吸兴奋剂应用;必要时,气管切开或插管,进行人工辅助通气(呼吸)。

(2)维持有效血循环,给予强心、升压药物,纠正休克。

(3)颅压高者给予降颅压药物,如 20%甘露醇、呋塞米、甘油等;必要时,进行侧脑室穿刺引流等。

(4)预防或抗感染治疗。

(5)控制高血压及过高体温。

(6)止抽搐用安定、苯巴比妥等。

(7)纠正水、电解质紊乱,补充营养。

(8)给予脑代谢促进剂,如 ATP、辅酶 A、胞磷胆碱、脑活素等。

(9)给予促醒药物,如醒脑静、安宫牛黄丸等。

(10)注意口腔、呼吸道、泌尿道及皮肤护理。

(11)向机长报告,尽快与地面联系,争取尽早送医院救治。

第四节 分娩的急救

一、机上流产

流产(俗称小产)最容易发生在怀孕的头 3 个月。当然,在胎儿脱离母体之前的任何时候都有可能发生流产。

1. 症状和体征

腰部和腹部有间歇性的疼痛,并伴有阴道出血。出血量可大可小,如果大量出血,还会导致休克。

2. 机上流产的处置

让病人在铺有塑料布的垫子上躺好,准备大量的热水和经过消毒的、吸水性好的垫布或脱脂棉及卫生纸,并积极采取以下措施:

(1)检查脉搏及呼吸,以确定是否有休克体征。

(2)可以使用一些止痛剂,如对乙酰氨基酚(扑热息痛片)等。

（3）用垫子将下肢垫高，以防休克发生。

（4）胎儿及其他妊娠物必须收集并保存于塑料袋容器里，以备医生或助产士检查，防止部分妊娠物未排出而出现大出血。

（5）报告机长。因为不完全性流产会大量出血，可能发生休克，从而威胁病人生命，此时需送医院进行抢救。

二、机上分娩

在飞行中，常常发生孕妇意外分娩，这可能是她们弄错了预产期或者隐瞒了预产期的结果。此时不必惊慌，千万要牢记的是，分娩不是疾病，而是正常的生理现象。事实上，绝大多数婴儿也都是自然降生的，是不需要任何干预的。所以，对飞机上发生的孕妇意外分娩，空中乘务员所要做的仅仅是，让分娩能顺其自然就足够了。

例如，2003 年 2 月 9 日，中国国际航空公司北京—米兰—罗马的某航班上一名孕妇乘客突然临产，在机上没有产科医生的情况下，乘务员协助孕妇顺利分娩，最后母婴安全，飞机备降莫斯科。

（一）分娩前的准备工作

1. 接生用具（品）的准备

（1）多准备些热水和数个干净的盆。

（2）大量的棉棒和吸水性好的卫生纸。

（3）装废弃物的污物桶。

（4）剪刀 1 把（必备）。

（5）25 厘米左右长的绳子 3 根（必备）。

（6）塑料床单 1 张。

（7）将剪刀和绳子放在水中煮沸消毒约 10 分钟。

2. 婴儿用品的准备

（1）毯子 1 条，用来包裹婴儿。

（2）消毒纱布 1 块，用来敷包打结剪断的脐带残端。

3. 空中乘务员自己的准备

（1）确定参加助产的乘务员。凡是有感冒或手与其他部位感染者均不得参加助产。

(2)剪去过长的指甲,并用肥皂彻底清洗手和前臂。

(3)将洗净的手在空气中晾干(如果有消毒手套就把它戴上)。双手洗干净后,不要再触摸未经消毒的东西,以便接触产道和婴儿。

(二)分娩的处置

分娩通常包括以下三个阶段:

1. 第一阶段:子宫颈全开

对于第一胎产妇来说,第一阶段可能需要 12 个小时以上,但也有较短的;对于非第一胎的产妇来说,第一阶段可能只需要 1 ~ 2 个小时或者更短的时间。

第一阶段的主要表现:①腰部和腹部有规律的疼痛,这预示着分娩的开始。②腹部痉挛似的疼痛,其频率逐渐加快,强度逐渐增强。③阴道出血,有时可能仅仅只有几滴,说明胎膜已破。

第一阶段的处置措施主要如下:

(1)选择一个合适的地方,以便能用帘子与舱内其他乘客隔开。

(2)在地板上放上便盆,让产妇小便。

(3)让产妇平躺,下面垫一张塑料床单。让产妇头肩靠在枕头上,双膝抬起,脱光下身。

(4)将软布垫在产妇臀下,并给她上半身盖上毛毯保暖。

(5)保持舱内的安静,并安慰产妇。

2. 第二阶段:胎儿出生阶段

在第二阶段,胎儿经过骨盆从阴道产出。对于第一胎产妇来说,此阶段大约需要 1 个小时;而对于非第一胎的产妇来说,需要的时间就要短得多。

第二阶段的主要表现:①腹痛的频率加快,每隔 2 ~ 3 分钟就要疼痛一次;腹痛的程度加重;每次腹痛的时间延长,并伴有一种越来越强的胎儿要生下的感觉。②会阴开始肿胀,在每次收缩时,都可以看到阴道内胎儿的头皮,预示即将分娩。

第二阶段的处置措施主要如下:

(1)当胎儿的头部出现在阴道口时,要将它托住,并且在以后产妇每次收缩时都要将它托住,因为只有通过反复的收缩才能将胎儿挤出产道,其间它还要缩回去的。为了避免将胎儿头弄脏,可用干净纱布将产妇的肛门盖住,并且在头部缩回去之前,将肛门上的脏物擦干净。

(2)在两次收缩之间,告诉产妇停止向下使劲,并张开嘴做深呼吸。等下次收缩来临时再继续用劲。当胎儿的头出来时,要稳住它,不要让它出来得太快。

(3)当胎儿的头将转向一侧时,还应继续托住它,并把头放低,直到胎儿肩膀最上部出现在产道口时,再抬高头,使下肩出来。

(4)当胎儿躯体出来时,将其托出产道。

(5)将新生儿放在产妇的两腿之间,因为这时新生儿仍有脐带与母体相连。用卫生纸将新生儿的口腔清理干净,等待第一声哭啼。如新生儿没有哭啼或没有呼吸,则应立即做呼吸循环的复苏。

(6)用毯子将新生儿包好,放在一边。

3. 第三阶段:胎盘和脐带排出阶段

主要表现:①胎盘从子宫壁分离。②分娩后 10～30 分钟,产妇仍有轻微的收缩感觉和腹部疼痛。

胎盘的处置措施如下:

(1)产妇继续躺着,两腿像分娩时那样分开,一旦她感觉胎盘将出来时,令其使劲。此时,不能用拉拽脐带的方法来帮助胎盘的剥离。

(2)将胎盘和与之相连的胎膜装入塑料袋,留着让医生和助产士检查。

(3)将产妇身体擦干净,垫上干净的卫生巾,嘱其休息。

脐带的处置措施如下:

(1)胎盘与新生儿通过脐带连在一起,在分娩后约 10 分钟,脐带停止搏动。这时,用两条准备好的线绳在离婴儿腹部 15 厘米、20 厘米两处紧紧扎住。

(2)用消毒剪刀在结扎的脐带中间剪断,注意不要太靠近结头。

(3)用消毒纱布敷包脐带残端。

(4)10 分钟后,观察脐带残端是否有出血,并用剩下的线绳将离婴儿腹部 10 厘米处的脐带残端结扎。

(5)如果有消毒纱布,就将脐带用消毒纱布敷包好;否则,脐带就将暴露在空气中。

第五节　对猝死旅客的急救

在机上的特殊环境条件下,乘务员通过心脑复苏术的训练和一定的操作实践,及时对猝死旅客进行急救,是非常重要的。目前,乘务员在机上所能采用的复苏措施主要是心肺复苏术。

尽管这部分内容是从飞机座舱环境角度来描述的,但它们对地面人员的急救同样适用。

一、心肺复苏术的重要性及其局限

持续不断的呼吸和心跳是维持我们生命的基础,但在某些外伤或疾病状态下,常常会发生呼吸、心跳的停止,这就是我们常常所说的"临床死亡"。在人体所有的组织细胞中,大脑细胞对缺血、缺氧最为敏感。在临床死亡后的很短时间内(一般认为是4分钟左右),大脑细胞还没有发生不可逆的损伤,如果抢救及时,仍然可以复活,但如果超过这一时间限度,大脑细胞就会因为缺血、缺氧而发生不可逆的损伤,这时即使经过各种抢救也不可能复活,我们称其为"生物死亡"(或"脑死亡")。因此,呼吸、心跳停止的抢救必须是争分夺秒。

心肺复苏术(Cardio-pulmonary Resuscitation,CPR)是以延续生命或为进一步抢救争取时间为目的的,是对各种原因所引起的心跳和呼吸突然停止并伴有意识丧失这一急症(猝死)所采取的包括人工呼吸和胸外心脏按压在内的一系列急救措施。心肺复苏术尤其能够挽救那些没有心室颤动的心律失常所引起心脏停搏病人的生命。

但是,心肺复苏术也并不像人们想象的那样管用。研究表明,85%~90%的心脏停搏病人是由于心室的纤维性颤动所引起的,心肺复苏术不能使其复活,即不能使已经停搏的心脏再次工作,它只能短暂地维持那些心、肺不再工作的病人的基本血液循环。如果要使心脏恢复到维持生命的搏动,还必须使用除颤器对心脏进行除颤。一般来说,即使是采用了最好的心肺复苏术,心室纤维性颤动的心脏仍将不可避免地继续恶化,甚至在几分钟内就会停搏,最多也不会超过10~15分钟,因此,这些病人仅有的复活机会是在10~15分钟内及早使用除颤器进行除颤。

尽管心肺复苏术挽救生命成功的机会有限,仅为8%左右,但它仍是必要的,其重要意义在于,能为进一步的抢救争取宝贵的时间。这些进一步的抢救主要包括除颤、气管插管和静脉用药,即所谓"高级的心脏生命保障"。所以心肺复苏后的病人还需要立即送往医院做进一步的救治。

二、心肺复苏术的实施

(一)心肺复苏术的症状

空中乘务员一旦发现机上乘客有以下情况出现,应立即做心肺复苏术。

1. 意识丧失

高空缺氧、肺泡氧张力减低等都有可能引起意识丧失。如果是饮用了大量的酒精或服用了大量的镇静催眠药所产生的意识丧失,则会对大声呼喊或用力摇晃等强刺激产生反应,且大量饮酒后其呼出的气体中会有强烈的酒味。

2. 呼吸停止

呼吸停止,是指病人没有正常的呼吸。实践中,应将病人的头后仰、下颌抬起,使其呼吸道畅通,再通过"看、听和感觉"来判断。此时,抢救人员将头置于这样一个位置:使耳朵贴近患者的嘴部,用耳朵去听或感觉其呼吸;脸朝着患者胸部,用眼睛去观察其胸部有无呼吸运动。尽管患者在大脑停止供血后受到刺激时,仍会产生异常的喘息或呼吸,但已不足以维持其生命,仍应判断为呼吸停止。

3. 脉搏消失

救护人员迅速检查病人离自己最近一侧颈动脉有无搏动,检查应持续5~10秒,以避免忽略了那些既慢且不规则或弱而快的脉搏。

(二)心肺复苏术的步骤

在过去30余年间,经由社会上广泛推广的心肺复苏术,的确许多突然心肺停止、濒临停止的人,只要在场人员有人研习过心肺复苏术,适时地加以处置,则可以大大地提高存活的机会。心肺复苏术的基本动作主要如下:

1. 预备动作

对于任何突然晕倒、昏厥的人员,急救开始的第一个动作是,用"轻拍肩膀、轻拍脸颊或轻摇病人等"来刺激病人,以评估反应度。一旦确认无反应,成人基本生命支持(Basic Life Support, BLS)要求立刻打电话找人找电击器,接着进行ABCD(A:Assessment+Airway,判断意识且使呼吸道畅通;B:Breathing,人工呼吸;C:Circulation,人工循环;D:Defibrillation,除颤)的动作流程。对于儿童BLS,则要求一旦无反应,先进行1分钟ABCD,无效后再打电话找人帮忙,此称为快电求援(Call Fast)。

2. 打开气道

打开气道,一般采取"倾额抬颌法":以一手压下额头使额头面部倾斜向上,另一手以食指及中指合并,放在下颌中线下方,轻抬起下颌(如图 8-1 所示)。

3. 进行人工呼吸

打开气道后,用 3L(Look 看,Listen 听,Feel 感觉)分别评估病人胸部的起伏、呼吸的声音及呼吸的气息;如果没有呼吸,就用人工呼吸,方式如下:

嘴对嘴人工呼吸:保持气道通畅;一手捏鼻,另一手抬起下颌,口部张开,用嘴将病人口部周围完全密封,缓缓在 1~2 秒轻吹两口气到病人口内。吹气的力道及气量应足以使病人胸部轻度扩张,但不需太大(如图 8-2 所示)。

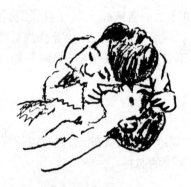
图 8-1　倾额抬颌法

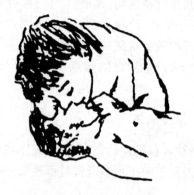
图 8-2　嘴对嘴人工呼吸

4. 循环

一旦查核无呼吸,立即开始做胸部按压(如图 8-3 所示)。

胸部按压的具体操作方法如下:

身体立于病人的胸部左侧;两手打直,左右手相叠,十指互扣,压在胸骨下缘、胸骨剑突的上方、两乳头连线之下;以垂直向下的力量每分钟压 100 次(大于 8 岁)或至少 100 次(小于 8 岁),按压的深度约为胸部直径的1/3;按压时,要有节奏,以 2 段式轻数或默念"一下""二下"……"十一""十二"……前一段向下压,后一段放松,但是放松时,手掌根部切不可偏离胸膛皮肤,要继续维持手掌根部和胸部皮肤的接触(如图 8-3 所示)。

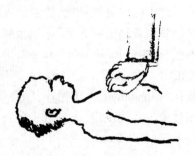
图 8-3　胸部按压

请注意！胸部按压必须连续2分钟，才能再查核气道及呼吸，之后进行另一周期(约2分钟)之心肺复苏；压胸通气次数比为30∶2。

5. 自动电击器的使用

自动电击器不仅仅是为医护人员设计的，一般非专业人员受过适当训练都可立即使用。其操作很简单。把自动电击器的电极贴片分别粘贴在病人的胸骨右上缘和心尖的位置，打开仪器开关，屏幕上呈现心电图显示，并且自动做心电图分析；如果"电击"灯亮起，就表示病人需要电击，立刻按下电击按键。

请注意！若实施自动电击，电击后，应立即再施行压胸通气2分钟，之后再由自动电击器分析心律。

6. 排除气道内异物

对于用手掐紧喉咙部位而呈用力呼吸、声音沙哑并且几乎不能发声的病人，要高度怀疑是气道内异物阻塞引起的哽喉现象(如图8-4所示)。要问："你呛到了吗？"如果分析后确定是异物阻塞的严重哽喉现象，就采取排除异物的动作。

(1)神志仍然清醒的病人，用"哈姆立克法"来排除异物。

施救者立于患者身后，以双手环绕病人腰部，左手握拳，拇指面贴到腹部肚脐上方；右手掌贴于左拳上握紧，连续间断性地突然向上向后施力于患者腹部(如图8-5所示)。

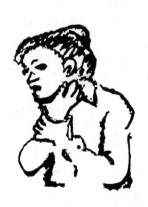

图8-4　气道内异物阻塞引起的哽喉现象

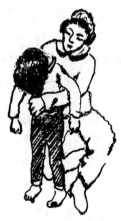

图8-5　哈姆立克法

(2)对神志已经不清的患者，可以用胸部推压法，类似心肺复苏术之连续挤压胸部5次。

美国心脏学会公布的心肺复苏术的七步骤

第一步：首先检查病人是否还存在着知觉。如病人已失去知觉，又是呈俯卧位，则应小心地将其翻转过来。

第二步：必须保持病人的呼吸道畅通，使病人头向后仰，以防止因舌根后附堵塞喉部影响呼吸。

第三步：若病人确已无呼吸，应立即对其进行口对口人工呼吸，即救护者深吸一口气后，对着病人之口，将气吹入。注意，在吹气时，要先捏住病人的鼻子，不让吹入的气从鼻孔中逸出，而使之进入肺内。吹气时，若看到病人的胸、腹随之起伏，证明肺部已经通气，应该连续吹下去，直到病人恢复自主呼吸为止。如果病人在恢复呼吸后出现呕吐，必须防止呕吐物进入气管。

第四步：救护者一手放在病人额头上，使其保持头部后仰的姿势；另一手的指尖要轻摸位于气管或喉管两侧的颈动脉血管，细心感觉有无脉搏跳动，如有则说明心跳恢复，抢救成功。

第五步：如果没有摸到颈动脉的跳动，说明心跳尚未恢复，需立即做胸外心脏按压术。让病人仰卧，救护者右手掌置于病人胸前的胸骨上，左手压在右手上，两肘伸直，有节律地垂直用力下压病人的胸骨。由于胸骨受力而下陷 2~4 厘米，正好压在心脏上，而且一压一松使心脏被动收缩和舒张，可以促进心跳恢复。一般要求每分钟按压心脏 80 次。

第六步：救护者跪于病人胸部左侧施压，这点很重要，因为胸外心脏按压和口对口呼吸要交替进行。最好两人同时参加急救。

第七步：如果现场只有一个人，在抢救过程中，每按压心脏 15 次，口对口吹气 2 次，每隔 1 分钟检查一次颈动脉有无跳动。

（三）心肺复苏术有效的标志

（1）颈动脉能摸到搏动。

（2）口唇及皮肤颜色转为红润。

（3）已散大的瞳孔开始缩小。

（4）出现自主呼吸迹象或恢复自主呼吸。

（四）机上心肺复苏术的注意事项

（1）向机长报告，正在对一心脏停搏的病人进行心肺复苏，机长综合考虑后决定飞机是改变航向着陆还是继续飞行。

（2）取来氧气瓶并与氧气面罩相连，如果患者呼吸，就用它来供氧。另外，氧气管也可放入进行口对口人工呼吸者的嘴内（不是患者），使吹出的气体氧含量较高。

（3）取出飞机上的医疗箱。

（4）请求飞机上任何医生的帮助。

（5）宣布机上的乘客发生了意外需要抢救，要求所有乘客留在各自的座位上。

（6）如果抢救无效，心肺复苏术至少应该持续30分钟。

（7）机上乘务员不能宣布某某乘客已经死亡，因为这是医务人员的职责。

（8）机上医生可以承担宣布停止做心肺复苏的责任。

（9）在着陆过程中的心肺复苏，应遵循"急救人员绝对不应使其自身处于不利地位"的普遍准则，即进行心肺复苏的急救人员在飞机着陆时，应注意自身的安全，此时可以停做一会儿，但时间应该尽量短一些。

三、自动体外除颤器介绍

自1960年开展心肺复苏以来，治疗心室颤动（VF）是提高急救存活率最重大的进步之一，而及时电除颤又是救治心脏骤停最重要的决定性因素。据报道，实施公众除颤（PAD）计划后，患者的存活率可达到49％，这是以往最有效急救医疗服务（EMS）系统救治存活率的2倍。如果把自动体外除颤也作为一项基本生命支持（Basic Life Support，BLS）技术，那么BLS就包括生存链前三个环节：早期到达现场，早期开展心肺复苏，早期电除颤。

自动体外除颤器（Automated External Defibrillator，AED），是一种便携式、易于操作，稍加培训即能熟练使用的一种专为现场急救设计的急救设备。从某种意义上讲，AED不仅是一种急救设备，更是一种急救新观念，一种由现场目击者最早进行有效急救的观念。

AED有别于传统除颤器，可以经内置电脑分析和确定发病者是否需要进行电除颤。除颤过程中，AED的语音提示和屏幕显示，使操作更为简便易行。据美国心脏协会（AHA）调查，在美国，每年有35万人左右，即平均每天有1000人左右因为突发性心脏骤停得不到及时救护而死亡，他们当中75％是发生在医院外的，而且20％的人没有任何先兆。对于突发性心脏骤停的病人，如果在数分钟之内（一般认为是4分钟左右）得不到及时的救助，那么生存的希望就会越来越小；每延迟1分钟，抢救成功的可能性就会下降10％。此时，如果在公共场所有一种急救工具，这种急救工具的使用方法就像灭火器那样的简单、不需要特殊训练，那么病人的第一目击者在拨通电话、等待急救医生到来之前，就可以进行有效的抢救，从而为进一步的救护争取到宝贵的时间。作为急救医学的新进展，自动体外除颤器(AED)就这样诞生了,而且已得到越来越广泛的使用。

四、飞机上的药箱

飞机上有以下 3 种药箱:

(1)急救箱(乘客可打开)。

(2)应急医疗箱(乘客不能打开,只有专业医护人员可以打开)。

(3)乘务员携带药箱(由乘务长携带上机)。

急救箱和应急医疗箱的药品配备如表 8-1 所示。

表 8-1　急救箱、应急医疗箱药品

急救箱	应急医疗箱
三角巾	血压计
创可贴	听诊器
氨气清醒剂	人造口咽气道(3 种规格)
共有药品	消毒棉签
	2 毫升、5 毫升、60 毫升注射器
	50%葡萄糖注射液
	肾上腺素注射液
	盐酸苯海拉明注射液
	小檗碱(黄连素)
	硝酸甘油片
	索米痛片
	颠茄片
	碘　酒
	剪　刀
	胶　布
	乳胶医用手套
	绷　带
	(金属)夹板

乘务员携带药箱的配备:索米痛片、茶苯海明(乘晕宁)、APC、颠茄片、喷托维林(咳必清)、小檗碱(黄连素)、螺旋霉素、普萘洛尔、异川梨酯、硝酸甘油、保心丸、人丹。

急救箱和应急医疗箱的机上配备:50 个座位配 1 个,以后每增加 100 个座位增加 1 个急救箱。

第六节 对窒息旅客的急救

窒息(Asphyxia),是指人体的呼吸过程由于某种原因受阻或异常,导致人体组织、器官缺氧,二氧化碳潴留而引起的组织细胞代谢障碍、功能紊乱和形态结构损伤的病理状态。

一、哽塞窒息的原因

气管和食道都开口于咽喉部,通常由于有会厌的保护作用,吞咽食物时不会误入气管。但如果在进食时大笑、哭闹或讲话,常常因伴有短时间大量吸气,食物就很容易被呛入气管。此外,有意识障碍的人容易将义齿或呕吐物等吸入气管。

二、哽塞窒息的表现

①有刺激性呛咳的症状。②在清醒的状态下,病人不能说话与呼吸(与心脏病发作相区别)。③有面色发青等明显的缺氧症状。

三、哽塞窒息的急救

如果病人意识清醒,可采取自救。其方法是:自己一只手握紧拳头,将其放在上腹部,然后用另一只手将拳头握住,用力向上按压,如此反复,直至将异物排出;也可将上腹部对着椅背或台缘,然后使劲往上压,如此反复直至将异物排出。如果病人有意识障碍,就只能采取互救了。其方法是:使病人平躺,救治者双膝分开,跪在病人下腹部位置,双手交叉按在病人的上腹部,反复冲击挤压,使腹部产生向上冲击力,将梗阻异物排出。如果仍不能将异物排出,则不必考虑消毒问题,应当机立断用身边的任何刀具将病人甲状软骨下方的气管割破,使其解除窒息,然后送医院五官科救治。

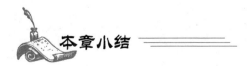

本章小结

本章主要介绍了在航空飞行中,一旦出现昏迷、心脏停搏、紧急分娩以及经济舱综合征等紧急情况的一些治疗方法和手段。本章的学习重点,应放在相关急救技能的掌握上,重点应掌握昏迷的急救方法、心肺复苏术的主要方法,以及机上流产或分娩的急救手段。

通过本章的学习,对于在航空飞行中,空勤人员针对旅客出现的一些紧急症状进行有效的急救等,有很大的帮助作用。

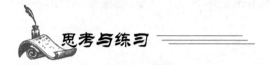

思考与练习

1. 一般来讲,哪些人不适合空中旅行?

2. 如何判断乘客是否昏迷? 乘客在飞机上发生昏迷最常见的原因是什么? 机上乘客昏迷的急救原则有哪些?

3. 什么是心肺复苏术? 它有什么重要性和局限性? 其特征和步骤各有哪些? 其有效的标志是什么? 机上心肺复苏术的注意事项有哪些?

4. 如何判断流产? 乘客在机上发生流产时,该如何处置?

5. 分娩前的准备工作有哪几个方面? 主要有些什么内容? 分娩通常包括哪几个阶段? 在分娩过程中脐带该如何处置?

6. 什么叫经济舱综合征? 它有哪些危险因素? 如何预防?

7. 哽塞窒息有何表现? 如何进行自救和互救?

第九章

航空飞行中的乘客常见病症处理案例

● 课前导读 ●

本章介绍多个在以往的航空飞行中乘客常见病症的成功处理案例。

教学目标

通过本章的学习,应了解和掌握以下主要内容:

知识目标

重点放在案例的分析、借鉴和总结上。

技能目标

掌握各案例的具体处理方法和手段。

案例一　支气管哮喘患者如何乘机

一、事件经过

2002 年 8 月 12 日,一位 72 岁的武汉籍台湾老人在返回台湾途中,乘坐由武汉飞往深圳的飞机。在飞机起飞后不久,突然哮喘发作,出现呼吸困难等症状,飞机不得不返航对患者进行抢救。那么,支气管哮喘患者应该如何乘机呢?

支气管哮喘,是指支气管在高反应状态下,由于致敏源或其他因素引起的气道广泛狭窄的疾病。实验证明,乘坐飞机时所发生的气压、气温、湿度、空气离子等环境因素的改变,可以激发哮喘的发作。

实验还证明,患者的体质因素是决定其是否能够乘坐飞机的关键。航医们认为,哮喘频繁反复发作,伴有严重的肺部感染、心脏疾病、贫血等疾病,或者患有其他严重疾病、生命不稳定时,不适合选择航空旅行。

二、支气管哮喘患者乘机注意事项

为了安全愉快的旅行,哮喘患者在乘机旅行前最好将身体调整到非常健康的状态,选择在健康允许时开始航空旅行。最好进行一定时间的脱敏治疗,包括针对气压、气温、湿度、空气离子等环境因素改变的适宜性训练,并多进行一些户外锻炼,这些都是十分有必要的。

在乘机前,应该避免接触过敏原(也称"变应原"),如花粉、尘埃等物质的接触和鱼、虾、蟹等的摄入,避免肺部、呼吸道感染性疾病的发生,还可以在医生指导下服用一些过敏活性物质阻释剂,如酮替芬、色甘酸钠、曲尼司特等药物。随身携带一些可以及时有效控制哮喘急性发作的药物,如沙丁胺醇、特布他林、氨喘素、施立稳等药物(最好选用吸入气雾剂等使用方便、快速起效的剂型)是十分有必要的,要熟练掌握药物的使用方法和剂量,注意将它们放在随手可取的位置。另外,还要备用一些抗生素、激素等哮喘辅助治疗的药物。

在乘机时,要注意仔细听取氧气面罩的使用方法。在飞机起飞和降落时,应该端正坐姿,保持深呼吸,使肺部供氧充分。在空中,应该多饮水,保持身体水分(机舱内气压较低,空气相对干燥),必要时,可以用湿毛巾擦脸。在空中,如果感觉身体不适,应该提高注意力,保持警惕,将药物拿到手中,以便及时使用。如果出现胸闷、咳嗽、呼气性呼吸困难等哮喘急性发作等症状,应该立即使用控制哮喘急性发作的药物,保持深呼吸,向机组人员申请吸氧,并及时报告乘务员,以获取他们的帮助,必要时机组会采取紧急措施。

三、支气管哮喘急性发作

呼吸系统疾病是大众熟悉的病种之一,诸如感冒、咳嗽、支气管炎、支气管哮喘等多为常见病和多发病。呼吸系统疾病发生在人体呼吸道(包括咽喉、气管、支气管和肺部),以咳、痰、喘、炎为其共同的特点,而炎症则是疾病的起因,咳、痰、喘是继发的症状。

(一)病因

可询问病史,患者多有反复发作史或致敏源接触史。

化学纤维的涤纶、维棉、腈纶、鸭绒滑雪衫或动物毛皮制成的衣服都会引起哮喘,毛毯或地毯有可能也是致病原因。

(二)主要临床表现

1. 呼吸困难

出现胸闷、胸部紧迫甚至窒息感,胸部似被重石所压;10～15分钟后,发生以呼气困难为主的呼吸困难,并带有哮鸣音;病人被迫端坐,不能平卧,头向前俯,两肩耸起,两手撑膝,用力喘气;发作可持续几十分钟到数小时,自行或治疗后缓解。

2. 咳嗽、咳痰

于先兆期因支气管黏膜过敏而引起咳嗽。一般为干性无痰咳嗽,程度不等,至发作期咳嗽减轻,以喘息为主。待发作接近尾声时,支气管痉挛及黏膜水肿减轻,大量分泌物得以排出,而咳嗽、咳痰症状加重,咳出较多稀薄痰液或黏液性痰栓。若合并感染,可咳出脓性痰,少数病人以咳嗽为唯一的表现。

3. 其他

支气管哮喘发作较严重、时间较久者,可能会胸痛,部分病人也可能有呕吐甚至大小便失禁情况。当呈重度持续发作时,有头痛、头昏、焦虑和病态行为,以及神志模糊、嗜睡和昏迷等精神神经症状。若合并感染,则可能有发热症状,发作过后多有疲乏、无力等全身症状。

(三)急救措施

(1)询问病史,通常从病人过去的病史中了解症状以确定属哪种疾病。

(2)用现成专用药物帮助病人。

(3)保持呼吸通畅。

(4)吸入湿化氧气,以纠正缺氧,使痰液变稀薄。

(5)如用气雾剂,则起效较快。按压气雾器阀门,2次吸入,往往在吸入后2～5分钟内即可起到平喘效果,手控和吸入同步进行。

(6)广播找医生,如呼吸困难,可进行气管托管或切开术。

(7)适当休息,消除紧张恐惧心理。

(8)可针刺穴位,刺定喘、膻中、内关、神门等。

(9)如出现呼吸停止,应立即进行人工呼吸。

(10)注意观察生命体征。

案例二　谨防航空性中耳炎

一、事件经过

小浩感冒了,但粗心的爸爸妈妈并没有及时发现。太过匆忙的他们仍把他送上了6月15日的3138航班,让他独自回武汉。小浩在飞机上虽然得到了空乘阿姨的悉心照料,但她们也未能发现他已感冒。就在飞机快到达武汉的下降高度时,小浩突感剧烈耳痛、耳鸣,并出现眩晕。机组人员一边对小浩采取一些护理措施,一边延缓降低速度,并与机场急救中心联系。小浩怎么啦?原来他的中耳受到了气压损伤,俗称"航空性中耳炎"。

二、病发原因

鼓室是一个密闭的气腔,借咽鼓管通向鼻咽部,与外界相通,而咽鼓管由近鼓室的骨性支架和近鼻咽的软骨支架构成。软骨支架组织结构柔软,平时中央管腔塌陷,并不开通,做吞咽、哈欠等主动张腭运动时才能开启,使外界与鼓室内气体获得交流,达到平衡。在飞行中,当飞机上升时,外界气压减低,鼓室内形成正压,正压增加到一定程度时咽鼓管被迫张开,气体向鼻咽部逸出,内外压力相对平衡。飞机下降时,外界压力逐渐增加,鼓室内形成负压,负压增加到一定程度,如咽鼓管仍不能及时开放,鼓室内外压力差大,就可导致中耳气压损伤。

一旦出现中耳气压损伤,由于鼓室内负压引起鼓膜内陷、充血,鼓室内血管扩张,黏膜肿胀,浆液或血液积聚,将产生剧烈耳痛,伴有听力障碍或耳鸣,严重时可导致鼓膜破裂或眩晕,甚至失听。

造成咽鼓管不能及时开放的原因,一是本人不会做咽鼓管开启的动作;二是未能及时预防;三是有某些疾病因素,如上呼吸道感染、鼻腔的变态反应及其他慢性炎症等(小浩就是因为感冒)。因此,乘机前应注意身体的健康状况,掌握一些有效的开启咽鼓管的方法。

迫使咽鼓管及时开启有很多方法。传统的捏鼻鼓气法已经过时,因如果掌握得不好,可造成进入鼓室的压力过猛,造成压力性眩晕;如一次憋气时间过长,可因胸腔压力过高,心肺循环障碍,心律失常,出现低血压或暂时性缺氧症而有发生晕厥的危险。最好采用吞咽或捏鼻吞咽法、抬舌迫使软腭运动法、下颌运动法等。

中耳气压损伤的治疗是进行咽鼓管通气,使其开放,平衡气压。先在鼻腔局部喷入抗充血剂,如1%麻黄碱,然后进行咽鼓管吹张法。一旦鼓室内外气压平衡,症状就缓解。若鼓膜破裂,可先用酒精消毒外耳道,再用无菌棉擦拭净耳道内血液,用棉球堵塞外耳道,让裂孔自然愈合。若患者伴有上呼吸道炎症,应加用抗生素防止中耳感染。

在乘机前最好能检查一下身体,若患有上呼吸道感染等疾病,最好治愈后再登机。

现代生活讲究节奏与效率,做父母的最好能花一点时间在孩子身上,在邮寄"宝贝"的时候,勿忘孩子的健康,谨防航空性中耳炎。

三、处理方法

旅客做吞咽动作,促使耳咽管主动通气,以调节鼓膜内外的压力平衡。当飞机在飞行中,尤其在下降之时,每当耳有胀满感或听力稍受影响时,及时做吞咽口水,或作捏鼻闭口吹张(鼓腮),或嚼糖果(泡泡糖、口香糖),或喝些饮料,这样可使耳咽管口短暂地开启,使中耳腔内的压力与外界气压保持相对平衡,从而可预防航空性中耳炎的发生。

航空性中耳炎应积极治疗。可用1%~2%麻黄碱或1%快麻液点鼻,使耳咽管管口黏膜血管收缩,管口开放;然后作耳咽管吹张通气治疗(耳鼻喉科有此设备),以促使中耳腔内与外界气压恢复平衡;还须应用抗生素(如吡哌酸每次0.5克,每日3~4次口服)、激素(如泼尼松5~10毫克,每日3次口服)等治疗。

案例三 先天性心脏病患者如何乘机

一、病发原因

我们知道,先天性心脏病患者由于心脏结构的先天性畸形、异常,其心脏血流、心肌血供、氧供状态心功能都发生了一定程度的异常,其心功能和耐缺氧、血流变化等方面的能力也较常人有所不同，而在乘机的过程中受气压、重力变化、空气湿度、噪声、气流颠簸等因素的影响，以及狭小空间、长时间的活动受限等因素的影响，其健康和生命安全将面临一定程度的危险。因此，在乘机的决策上还是要有所保留，在乘机时还应该注意许多方面的健康问题。

先天性心脏病患者能否乘机，关键取决于其心血管畸形的状况，以及患者全身的健康状况。航医们认为，有右至左分流和复合畸形的患者、出现非常严重的发绀患者（法乐氏四联征除外）、并发心力衰竭和严重的心内膜感染患者、并发严重的肺部感染患者，以及由于肺动脉高压而发生了左至右分流逆转的患者，都不适于选择航空旅行。

二、先天性心脏病患者乘机注意事项

值得注意的是，由于先天性心脏病患者痊愈的唯一途径就是选择手术治疗，因此，患者为了异地手术治疗而进行的航空转运就成为一个不得不注意的问题。从严格意义上来说，如果出现上述症状和体征，同样也不适合进行一般的航空转运，而应该采取严密医学监护下的密闭舱飞机或者使用加压婴儿舱进行航空转运。

对于一般的先天性心脏病患者，在乘机旅行时，还应该对健康有所关注。如果出现心律失常、呼吸道感染等症状，以及出现心力衰竭、呼吸困难等体征，就应该将旅行推迟，待病情得到缓解和控制后再继续旅行。

先天性心脏病患者在乘机前，还应该对健康做出科学的评估，最好向医生进行有关咨询。在乘机前应为旅途做好充分准备，包括准备充足的药物、保持充足的睡眠和良好的精神状况、避免呼吸道感染等。如果健康状况不甚理想，就应该考虑中止旅行。患者在行李中应根据医生的指导携带好氧气。在候机时注意选择环境安静、空气流动的位置，如果有机会和条件可以适当吸氧。在登机前，可以在医生指导下选择性服用强心苷类药物（严格控制药物的剂量）、抗晕机药物或镇静安神药物。在座位的选择上，应多考虑飞机的前排。在飞机上要注意适当多饮水，保持身体水分，注意少饮用含气饮料以及咖啡等兴奋性饮料。注意一定要保持呼吸道的通畅。如果出现心慌、胸闷、呼吸困难等症状，要立即服用应急药物，使用备用氧气，并及时向机组人员报告，请求援助，必要时机组人员会采取紧急措施。

案例四　糖尿病患者如何乘机

一、事件经过

2002 年 4 月 22 日傍晚,一名由昆明飞回武汉的旅客,刚下飞机就一头栽倒在候机楼门口,陷入昏迷状态。由于其身边没有陪护人员,给救护工作带来非常大的困难。在医护人员的努力下,终于明确诊断其为病死率十分高(40%～70%的死亡率)的"糖尿病高渗性昏迷"。经过多方抢救,患者才脱离危险。这是怎么回事呢?

原来,该患者仅仅平常多饮多尿,并没有发现自己患有糖尿病,她在乘机前几天一直持续性腹泻,在飞机上又发生剧烈呕吐,从而导致身体严重脱水。我们知道,在飞机起飞和降落以及气流导致的飞机颠簸时,人体会出现一定程度的重力和加速度作用的变化。实验证明,在加速度作用下,血糖浓度升高,糖原含量降低。动物试验证明,在高空气压降低缺氧时,糖的异生作用增强,血糖升高。患者在以上多因素的作用下,血糖较正常高出近 5 倍,从而出现高渗性昏迷,差点出现生命意外。

因此,作为糖尿病患者,在选择航空旅行时,一定要有所注意。

二、发病原因

如果你在生活中出现多饮、多食、多尿等症状,一定要怀疑糖尿病的可能,要及时去就诊,及时检测血糖,采取相应的治疗措施。另外,对于糖尿病患者来说,尤其是较严重的糖尿病患者,其血管活性可能或者已经产生了严重的缺陷,如果身体长时间局限在狭小空间内和干燥环境中,并缺乏活动,则体内微血栓形成的可能性就大大增加,即发生"经济舱综合征"的可能性就大大增加,一定要引起注意。

如果你是一名糖尿病患者,在选择航空旅行时,一定要对自己的健康有一个科学的评估。如果血糖没有得到良好的控制,血糖水平时高时低,或者持续处于较高水平,最好暂时取消飞行。同时,如果近期出现了酮症酸中毒、高渗性昏迷等急性并发症,或者并发冠心病、心肌病、恶性高血压、心脏自主神经病变、肾衰竭、甲亢以及神经病变等并发症,或者近期出现了心脑血管意外、血栓形成、血黏度较高等疾病,以及处于手术恢复期,都要取得医师的同意后方能安全乘机。

作为糖尿病患者,在乘机前,最好检测一下自己的血糖水平和血液黏度,携带好检测试纸和降糖药物,熟练掌握检测血糖和降糖药物的使用方法,适时使用胰岛素等降糖药物,使血糖保持在正常的水平,避免出现意外。注意在使用降糖药物时,可以适当增加药物剂量,将血糖水平降到较平常稍低的水平,以预防可能出现的血糖升高。在乘机前,最好将身体调整到健康、良好的状态,休息充分,保持旺盛的精力和体力。一定要注意保持饮用充分的水,避免机体缺水。在登机前,可适当服用抗晕止吐药物,避免晕机症的发生。在机上,尤其是在长时间乘机时,也要适当饮水,避免因机舱内干燥的空气环境和较低的气压造成的脱水。在旅行过程中,要注意合理膳食,在机上可以适当减少进食,避免血糖异常波动。在做长时间旅行的过程中,也不要忘记检测血糖水平和应用降糖药物,合理控制血糖水平。在飞机上,还要注意多活动腿部,适当对腿部进行按摩,在机舱内适当走动,避免因为循环障碍所导致的微血栓形成,还要注意在起立时将动作放慢一些,避免出现"经济舱综合征"。

三、具体处理方法

(一)低血糖反应

低血糖反应为胰岛素使用不当所致。胰岛素过量、注射胰岛素后未及时进餐或进行较剧烈的体力活动(肌肉摄取葡萄糖增加)时,易发生低血糖反应甚至休克。

1. 症状

低血糖反应的早期症状为无力、饥饿、眼花、出冷汗、皮肤苍白、心悸、兴奋、手抖、神经过敏、头痛、颤抖等类似交感神经兴奋的症状,进一步发展为抑郁、注意力不集中、嗜睡、缺乏判断和自制力、健忘,也可有偏瘫、共济失调、心动过速、复视、感觉异常,严重者可出现惊厥和昏迷。

2. 急救措施

(1)为预防低血糖反应,一般患者会在每餐餐前半小时皮下注射胰岛素,如患者是在机上注射的,注射后乘务员要注意观察。

(2)一旦出现低血糖反应,须及时处理,首先使病人平卧、给氧。

(3)及时广播找医生,静脉注射50%的葡萄糖40~60毫升或给予高糖饮料。

（二）糖尿病急性发作——糖尿病昏迷

糖尿病昏迷可有高渗性非酮症性昏迷和糖尿病酮症酸中毒昏迷等。在最初乘务员很难进行鉴别，但一旦出现以下这些症状就要引起注意。如得不到及时治疗，可引起昏迷、休克甚至死亡。

1. 症状

（1）严重高血糖，尿糖强阳性。糖尿病症状明显加重，烦渴、多饮、多尿、乏力加重。

（2）严重脱水或休克。

（3）如神经系统呈进行性神志障碍，可表现为嗜睡、反应迟钝、定向障碍，以致昏迷；肢体活动不利，反射亢进或消失时，可怀疑高渗性非酮症性昏迷。

（4）如出现厌食、呕吐、烦躁不安、口唇干裂、呼吸深大、血压下降、有烂苹果味，个别病人还出现腹痛时，可怀疑糖尿病酮症酸中毒。

2. 急救措施

（1）纠正脱水。神志清楚者，可尽量饮水，并记录饮水量、进食量、尿量、呕吐量等。

（2）神志不清的患者，应将头部偏向一侧，以免呕吐造成窒息。

（3）因急救条件限制，如无把握，不可贸然给予胰岛素注射。

（4）广播找医生。

（5）可吸氧。

（6）严密监控患者的神志、呼吸、心率、血压及周围循环等病情变化。

（7）尽快通知机组寻求医疗救护。

案例五　心脏病患者如何乘机

一、事件经过

2001 年 3 月 13 日，一位心脏病患者虽觉不适，仍然登上了由海口飞往北京的飞机，造成了在飞机上猝死的意外结局，让人叹息。

二、发病原因

实验证明,心肌血供、氧供状态与重力负荷、气压状况呈现一定的相关性。我们知道,在乘机时,重力负荷、气压状况都会出现一定程度的波动。在飞机起飞时,由于超重负荷的影响,血液向身体下部流动,心脏负荷加重,从而加重了患者心肌的缺血、缺氧状况,加上飞行过程中气压、气流变化的影响,从而使心绞痛、心肌梗死的发生率大为增加。因此,能否乘机,取决于患者的冠脉梗阻状况、心肌侧支供血状况以及其他因素。

三、处理方法

(1)用现成专用的药物帮助病人(舌下含服硝酸甘油或麝香保心丸,吸入亚硝酸异戊酯等)。

(2)就地安静地休息,放松紧身衣物。

(3)吸氧。

(4)禁食。

(5)在不过热的情况下保暖。

(6)观察重要体征(迅速发现症状是让病人获得生存机会的重要保证,因为心脏病发作可能会导致心脏停止跳动)。

(7)为休克病人急救。

(8)可服镇静剂如安定、异山梨酯(消心痛)等。

案例六 醉酒乘客的航空处理方法

一、事件经过

2005年6月5日,乘坐某航班前往乌鲁木齐的旅客由于在登机前大量饮酒,登机也未被发现。飞行一段时间后,该旅客发生讲话含糊、协调功能下降、恶心、呕吐等现象,后发展至皮肤湿冷、口唇微紫、昏迷现象。这是较常见的急性酒精中毒现象。

二、处理方法

（1）不允许再喝酒，轻症不需要治疗，但要注意保暖，让其休息。

（2）提防呕吐或抽搐；呕吐时，防止异物误入呼吸道。

（3）可提供无酒精的饮料，建议不要进食含咖啡因的饮料或食品。

（4）鼓励进食，特别是高蛋白食品如花生仁等。

（5）鼓励睡觉。

（6）观察重要体征。

案例七 癫痫症发作的航空处理方法

一、事件经过

2002 年 9 月 5 日，在上海前往北京的飞机上，坐在后排的一位旅客突然尖叫一声，全身抽搐、口吐白沫、翻白眼。经乘务长判断，该旅客为癫痫症发作。

二、主要症状

癫痫症典型的发作表现是，突然意识丧失，尖叫一声倒地，全身抽搐、口吐白沫、翻白眼，有时可咬破唇舌、尿失禁、瞳孔散大，发作后有头痛现象。

另外，还有不同原因引起的癫痫小发作，表现形式各异，易被忽视。空勤人员对此应特别引起注意和重视。对怀疑有此病者，应做全面检查，严防空中突然失能的发生。

三、处理方法

（1）迅速取下患者身上的尖锐物品。

（2）在现场周围铺放一些柔软的织物，防止患者发生外伤。

（3）迅速在患者口中塞上一些软的物品，以防咬伤口唇及舌部。

（4）可给予患者镇静、止痛药。

案例八 晕厥病患者的航空处理方法

一、事件经过

2009 年 9 月 26 日,从上海飞往西安的航班正在登机。乘务员发现一位外国老太太头靠在座椅背上,眼睛呆滞地望着前方。而她身边的同行者正忙于提放行李,没有注意到她的异常情况。乘务员发现后,赶紧上前询问,老太太没有任何反应。此时,老太太已经处于昏迷状态,不省人事了。乘务员迅速扶老太太平躺下来,连续为她做心肺复苏术。同时又迅速告知乘务长、机长。机长当即与机场塔台联系。不久,急救中心医务人员赶到,使老太太得到及时救治,转危为安。据医生说,由于及时发现,正确处置,因而没有延误医治时间。为此,老太太的亲属对航空公司的乘务员乃至机组人员的无私帮助,表示由衷的感谢。

二、晕厥病因

晕厥症多数是由于久立不动或久蹲、站立排尿、过度疲劳、剧痛、受惊、恐惧、过度悲伤、出血或血糖过低等情况下发生的。

三、临床表现

如处于晕厥前状态,患者意识尚清楚,有头昏眼花、黑视、恶心、呕吐、出汗、面色苍白、四肢无力,脉搏增快和血压下降的现象。低血糖者可伴有饥饿感。若病情进一步发展,可进入晕厥期。患者意识丧失为主要表现。

四、一般处理方法

(1)立即平卧,头略放低,垫高下肢,松解衣服。保持呼吸道通畅,观察重要生命体征。

(2)针刺人中、十宣、百会穴,或用手指掐人中穴。

(3)在前额进行冷敷。

(4)必要时可吸氧或做人工呼吸。

(5)当知觉恢复时,消除病人的疑虑并提供热饮料。

（6）经上述处理,在一般情况下可慢慢恢复正常。当失去知觉时间较长,则立即通知机长,并考虑其他的严重情况。

案例九　患有先天性心脏病婴儿的航空急救

一、事件经过

2002 年 11 月 13 日,某航班预计落地时间为 21:50。机组报告,机上有一名 3 个月大的婴儿患有先天性心脏病,并肺部感染,很危险。经商定,机组报告指挥处联系救护车。现场调度值班主任接到信息后,于飞机落地前赶到现场,一见到病儿,发现病情比预料的还严重。与此同时,救护中心的车和人员及时赶到,但是没有抢救设备。现场调度值班主任迅速报告内场联系“120”,并组织商务人员配合救护人员工作。为防万一,值班主任留下救护车及医护人员,一方面做好抢救工作;另一方面万一发生不测,有急救中心医护人员在场便于处理。同时他还组织人员做好第二辆救护车的接应工作。在内、外场的密切配合下,“120”救护车很快赶到现场,迅速将婴儿送往医院。

二、急救方法

1. 对婴儿的急救

婴儿每 2 秒做一次人工呼吸,即每分钟 25~30 次,可对口鼻同时吹气;持续的时间稍短,为 1~1.5 秒。对婴儿进行人工吹气时,切勿用力过猛,吹气过度,会损伤婴儿肺部。

婴儿胸外心脏按压的位置:想象有一根线穿过胸部,连接两乳头,按压的位置在胸骨上,乳线下一指宽的地方。操作时,用两手指进行,防止用力过度,损害婴儿内脏。按压的频率为每分钟 120~140 次,按压的深度使胸骨下陷 1.5~2.5 厘米。

人工呼吸和胸处心脏按压的比例为:吹气 1 次,按压 5 次。这样操作每 20 下(4 个循环后),检查一次,直至能触及股动脉和颈动脉搏动或瞳孔不散大为止。

2. 人工呼吸的注意事项

（1）抢救病员时,不能放弃抢救希望,操作不可间断,直到自动呼吸恢复。

除非结合其他表现证明确定不能抢救,方可以停止操作。

(2)注意防止舌根后坠,阻塞咽部;及时托起下颌,解除阻塞。必要时,用纱布包住舌头后牵出。

(3)人工呼吸时,注意勿用力过猛,勿吹气过度。

案例十 急性腹痛症的航空急救

一、事件经过

2001年2月20日,某航班从广州飞往南京,有位男性旅客一上机就向乘务员小许索要止痛片,称自己肚子疼得厉害。小许关切地询问旅客:以前有没有这种情况发生,是不是腹泻? 男旅客说有点想呕吐,但没有腹泻。小许知道急性腹痛症在情况不明时,是不能乱用止痛片的,否则会掩盖病情,耽误医生的诊治。考虑到广州飞往南京的时间不长,有什么情况等飞机落地也来得及处理。于是,小许就请这位旅客躺下,帮助盖上毛毯。同时,乘务组考虑到旅客病情有可能发生变化,该航班乘务长请求机长呼叫南京禄口机场的救护中心。飞机到达南京后,医生上飞机对旅客进行了检查,作了初步诊断,并把病人送往医院做进一步治疗。

二、启示

(1)乘务员工作责任心强,有主动服务意识。

(2)严格执行患病旅客的服务要领,关心旅客,服务做到家。

(3)乘务员应掌握基础医务知识,多学习一些为旅客服务的本领。在出现特殊情况时,冷静地做出正确的处置。

案例十一 需要紧急吸氧患者的航空急救

一、事件经过

某航班飞机起飞不久后,乘务员发现一名经济舱旅客满头大汗,就为他提供了小毛巾。过了不久,该旅客向乘务员表示感到异常胸闷气喘,因未随身携带药物,要求吸氧。乘务员听后,马上将其座椅靠背放至最低位置,并为他送来一杯温水,同时将情况向乘务长做了汇报。随后,乘务长来到经济舱,观察了该旅客的生命体征。在得到旅客的肯定回答后,乘务长决定给该旅客吸氧,并指派一名乘务员照顾该旅客。40分钟后,该旅客的身体情况明显好转。一次空中救护得以圆满完成。

二、医用氧气装置

尽管在医用氧气装置上,标有危险物品的标签,但在客舱里它们是可以被接受的。旅客可以付费要求使用医用氧气装置。飞机维修人员会根据需要将供氧组件送上飞机,由乘务长(主任)负责交接工作,并将供氧组件放入衣帽间内。

1. 操作

请参照有关活动氧气瓶的说明。在供氧组件操作中,严禁接触任何油类物品,包括手油。

为确保地面代办人员或维修人员接机时知道机上医用氧气装置的存放位置,应在客舱维护记录本中记录,并向地面代办人员或维修人员口头交代。

民航规则禁止由机上旅客接通或切断医用氧气装置相连的氧气面罩或鼻腔导管。

2. 许可储藏位置

(1)整个供氧组件箱存放在一个衣帽间内。

(2)单个使用中的氧气瓶应被安全固定在与该旅客同排的一个相邻空座位上。

(3)如相邻座位均被占用,可固定在椅腿上或担架旁。

3. 注意事项

(1)使用医用氧气组件的旅客不能安排在出口座位上,或装置可能妨碍接近或使用任何出口或飞机通道的座位上。

(2)使用医用氧气组件的旅客不能安排在一个靠舱壁的座位,除非医用氧气装置被安全地固定在同一排的一个相邻座位上。

(3)提供伤病旅客氧气瓶的数量暂定4个,超出该数量不予考虑。

(4)如有必要,氧气瓶内的氧气应给病人用完。

案例十二 过度换气综合征患者的航空急救

一、事件经过

某航班由成都飞往上海,在即将下降时,突然有位中年妇女按呼唤铃称自己觉得胸闷、呼吸困难、想呕吐。乘务员经过询问,判断该旅客是晕机了。乘务员及时帮助其调整了座位、松开紧身衣物、打开通风系统,并用自己带来的清凉油为她按摩穴位。离落地还有 10 分钟的时候,该妇女的症状开始得到了缓解。乘务员担心她下机后可能会不适应上海的闷热天气而再次感到不舒服,于是将冰毛巾装在清洁袋里让她带下飞机以备不时之需。乘务员细心周到的服务令旅客感动不已,并表示今后还将继续搭乘该航的班机。

二、过度换气综合征

过度换气综合征病人多有焦虑及癔症性格倾向。发作常与不安、过度紧张、恐惧等情绪因素有关。

三、症状

过度换气综合征的主要症状为呼吸急促、感觉异常、头晕、视物模糊、憋气,严重者有意识障碍及周身抽搐。

四、急救

(1)此症一般无须送医院治疗,可让病人平卧,安静地休息。

(2)通过高声讲话,让病人有意识地放慢呼吸的速度;让病人把气缓慢呼入一个密封袋中,再缓慢回吸呼出的二氧化碳,改善碱中毒现象。

(3)吸氧,恢复和改善脑部血氧供应。如果对是换气过度还是呼吸系统疾病难以确认,则给予氧气,因为氧气不会加重病情。

案例十三 休克患者的航空急救

一、事件经过

某航班乘务员小姜正在客舱给旅客送餐后饮料,忽然,发现中舱座位上有一位老人双手握着餐盒低着头一动不动。小姜凭着多年的服务经验,看出似乎有问题,她迅速来到旅客面前,轻轻地呼唤了几声,老先生一直没有回音,再细看老人,发现他已无知觉,并且口吐白沫。小姜立即报告乘务长,同时在飞机上实施抢救工作,7分钟后老人终于苏醒过来。经询问,老人患有高血压、心脏病,由于旅途劳累引起心脏不适,导致休克。由于乘务员及时发现,全力施救,从而避免了一起严重后果的发生。

二、休克病因

休克多半是由于心压变化出血过多、创伤、严重失水、严重心律失常、感染及过敏引起的。

三、临床表现

初期,神志尚清、指端和面容苍白、恶心、呕吐、出冷汗、脉搏细而快、脉压差小;中期,即表现为神志淡漠恍惚,皮肤四肢湿冷,口唇、四肢轻度发绀,呼吸深而快,血压下降;晚期,即昏迷状态,呼吸急促,脉搏细弱或不能触及,血压降低或测不出等。

四、一般处理原则

(1)安静平卧,头部放低,垫高下肢(但头部有外伤时,头抬高30°,同时下肢抬高20°)。

(2)立即吸氧。

(3)针刺人中、内关、涌泉、足三里穴,需强刺激。

(4)广播请乘客中的医师参加抢救,密切观察脉搏、呼吸、血压的变化。

(5)立即报告地面,做好急救准备。

案例十四　冠心病患者如何乘机

一、冠心病患者乘机注意事项

随着人们生活水平的提高,饮食结构的变化,生活节率的改变,冠心病患者呈逐渐增多的趋势。在航空领域,约有 9.4% 的飞行事故与冠心病有关。在 20 世纪 90 年代以前,受医疗水平的限制,如果飞行员一旦被确诊患了冠心病,那么等待的将是永久性停飞。即使是医学飞速发展的今天,航医们也仅仅只让轻度冠脉狭窄且无症状的飞行员进行双机组飞行。2001 年 3 月 13 日,一位冠心病患者虽觉不适,但仍然登上了由海口飞往北京的飞机,造成了在飞机上猝死的意外结局,让人叹息。那么,普通患有冠心病的旅客应该如何选择乘坐民航班机呢?

航医们认为,心绞痛发作期患者,心肌梗死后 1 个月以内患者,心血管手术或介入治疗及冠脉造影检查术后恢复期患者,不稳定型心绞痛、频发心律失常、心肌纤维化患者,以及伴有其他危重疾病的患者,是不适于乘机旅行的。因此,对于欲乘机的冠心病患者,应该征询医师的意见,并征得其同意。

正确地自我评估病情是十分必要的。如果在登机前突然发生心前区疼痛不适、心慌、胸闷等心绞痛症状,甚至出现胸前区疼痛十分剧烈,呈现压榨性、闷胀性或窒息性疼痛,向周围放射,出现呼吸困难,甚或有濒死感等心肌梗死症状时,最好取消飞行,立即服用药品并就医。

同时,在旅行前,为旅途做好充分准备是十分必要的。首先是了解掌握自己心绞痛的发生规律及发作时的治疗用药,必须熟练掌握硝酸甘油片、亚硝酸异戊酯的服用和使用方法,要将药品放在随手可取出并使用的位置。其次是在登机前必须保持良好的精神状态,拥有良好、充足的睡眠,以及轻松愉快的心情。再次要注意必须保持大小便通畅,不然您在蓝天的"方便"将有可能带来非常的麻烦与遗憾。可以在医生的指导下进行降低血液黏度、血脂等防止心肌梗死等危险情况发生的有效措施。在急救药盒内配备病情和药品使用卡片,不失为良好的选择。另外,出行最好能有亲友陪同,如果他能熟知您的病情并能给您帮助,那是最好的。

在乘机时,最好将病情告知机组人员,请其注意观察自己,必要时给予帮助。在飞机起飞前,应注意听乘务员讲解氧气面罩的使用和呼叫的方法,注意系好安全带,保持良好的坐姿。在飞机起飞前,可酌情服用一点镇静剂。在飞行中应保持轻松愉快的心情,即使在飞机遭遇气流发生颠簸时,也应保持平静,并做深呼吸。如感觉心前区疼痛不适、心慌、胸闷时,可根据平常的经验采取含服硝酸甘油片等措施,并请求援助。如疼痛十分剧烈,呈现压榨性、闷胀性或窒息性疼痛,向周围放射,出现呼吸困难,甚或有濒死感,疼痛不为硝酸甘油类药物所缓解时,则宜请求紧急援助,必要时机组会采取紧急措施。另外,患者尚需注意来自腹部、下颌、颈部或背部的疼痛,以及全身的发热、恶心、呕吐和腹胀等症状,这些症状常常是心肌梗死的征兆,注意其特点和规律,如在机上出现这些症状切不可大意。

二、主要病症病因及处理方法

(一)心肌梗死

由管腔内血栓、动脉粥样硬化、休克、脱水、出血、重体力劳动、情绪过分激动等引起。

1. 主要临床表现

突然发作的胸骨后或心前区剧痛,并向左臂放射,疼痛持续 30 分钟以上,大汗淋漓、恶心、呕吐、腹胀、面色苍白或发绀、脉搏弱而快、血压下降、呼吸困难,经休息或舌下含服硝酸甘油片无效,表现出烦躁不安、痛苦面容。

2. 一般处理原则

(1)急性心肌梗死的就地抢救,在治疗中占重要地位。
(2)让患者保持绝对安静,平卧,禁止搬运。
(3)让患者立即吸氧并吸入亚硝酸异戊酯 1 支,并给镇静药、止痛药。
(4)广播请乘客中的医师参加抢救工作,并立即通知到达站即时做好急救工作。
(5)如患者呼吸、心跳停止,则应迅速采取心肺复苏术。

(二)心绞痛

多见于 40 岁以上的男性,劳累、情绪激动、饱食、受寒、阴雨天气、急性循环衰竭为常见的诱因。除冠状动脉粥样硬化外,本病还可由于主动脉瓣狭窄关闭不全、心肌炎、冠状动脉畸形等引起。

1. 主要临床表现

典型发作的心绞痛,是突然发作的胸骨后有紧闷感和压榨感,放射至左肩臂,可达无名指、小指,常伴有窒息感。每次历时约数分钟(很少超过 15 分钟)。疼痛剧烈时,大汗淋漓,脸色青紫,情绪紧张,表现出焦虑面容。

2. 急救方法

(1)用现成专用的药物帮助病人(舌下含服硝酸甘油或麝香保心丸,吸入亚硝酸异戊酯等)。

(2)就地安静地休息,放松紧身衣物。

(3)吸氧。

(4)禁食。

(5)在不过热的情况下保暖。

(6)观察重要体征(迅速发现症状是让病人获得生存机会的重要保证,因为心脏病发作可能会导致心脏停止跳动)。

(7)为休克病人急救。

(8)可服镇静剂如安定、异山梨酯(消心痛)等。

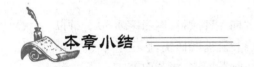

本章小结

本章介绍了多个在以往航空飞行中乘客常见病症的成功处理案例。本章在学习过程中,重点应放在案例的分析、借鉴和总结上。通过本章内容的学习,空勤人员在航空飞行中如果遇到类似的问题,可以参考本案例中的处理方法。学习本章内容,对提高空勤人员处理急救问题的能力等,有一定的帮助作用。

第十章

空中意外的应急及求生措施

● 课前导读 ●

　　本章主要介绍飞机空中飞行过程中出现意外后的一系列急救方法。首先介绍飞机迫降前的相关准备工作，然后介绍飞机迫降后如何安全地撤离飞机，最后介绍一些实用的野外生存技巧。

教学目标

通过本章的学习,应了解和掌握以下主要内容:

知识目标

掌握莫尔斯代码的具体内容、常用单词,以及简单应用。

技能目标

1.掌握具体的迫降前的乘务长广播内容。

2.熟练掌握防冲击姿势。

3.掌握紧急情况下安全带与救生衣的使用。

4.掌握几种野外求救的具体方法。

5.掌握一些相关的野外生存技能。

第一节　迫降及其应急措施

　　在有准备的迫降事件中,通常有时间让飞机、机组和机场作准备,乘务员也会有时间做客舱准备,并进行紧急情况广播,以便对旅客进行必要的简介。

有准备的迫降可以发生在陆地上,也可能在水上进行。水上迫降,是指飞机在有控制的状况下,在水中进行着陆。由于迫降不是在陆地上进行的,因此使用漂浮设施对水上迫降而言,是至关重要的。

一、迫降前的乘客准备工作

当飞机在飞行中发生紧急情况、需要迫降时,应打开客舱内的所有灯光,固定好窗帘并打开隔离板,关掉娱乐系统。在开始客舱准备以前进行广播,以引起旅客注意。若事先无机长广播时,乘务长(主任)广播中还应该说明事件真相(如发动机起火、飞机漏油等)以及即将采取的对策(如陆地迫降或水上迫降)。

(一)基本准备工作

1. 基本准备工作要领

(1)禁止吸烟(要确保熄灭所有香烟)。

(2)收好餐具(如使用的话)。乘务员应将所有餐具、服务用品收藏好,应尽量使用餐车收藏,为节省时间乘务员也可以直接使用垃圾车或垃圾袋收取餐具。所有物品必须放在封闭的空间内(如储藏间、厕所、可封闭的餐车位)并上锁。

(3)固定好座椅靠背和小桌板,收好座位上的录像播放设备、脚踏板等。要确保所有旅客的座椅靠背处于垂直的位置上,并且扣好小桌板。收好安装在座位上的录像播放设备以及踏脚板。检查、固定客舱与服务舱内的松散物品,关闭各种电器设备。

(4)取下尖锐物(如图10-1所示)。

• 确保旅客取下诸如发夹、各种首饰、笔类等尖锐物品。

• 同时还应取下领带、丝巾等物,并让旅客松开衣领。

• 脱下鞋子。陆地迫降时,脱下高跟鞋,其他鞋子不必脱下;水上迫降时,脱下所有鞋子。将脱下的鞋交由乘务员保管,乘务员可用塑胶袋、毛毯等收取。乘务员应将收取的鞋子存放到衣帽间、储藏室或厕所中,但应避免使用门开启方向朝驾驶舱的储藏空间(包括厕所)。陆地迫降的

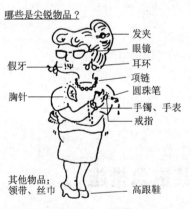

哪些是尖锐物品?

发夹
眼镜
假牙
耳环
项链
圆珠笔
胸针
手镯、手表
戒指
其他物品:领带、丝巾
高跟鞋

图10-1 尖锐物

着陆地点远离机场时,应将鞋子携带下飞机。

- 其他物品应让旅客存放在行李内,或用清洁袋包好放在行李架内。
- 若旅客有衣服(外套、夹克)和手套,应让他们穿戴上。
- 确认旅客未将任何物品存放在座椅前面的口袋内。

(5)存放好行李物品。确保所有旅客携带的行李物品存放在恰当的位置(如放在前方座椅底下的行李挡杆内、行李架内),关闭行李架舱门。

2. 乘务长(主任)广播实例

女士们、先生们,请注意:

现在是乘务长(主任)广播。由于发动机起火,我们决定采取(陆地/水上)迫降。对于处理这种情况,我们全体机组人员都受过良好的训练,有信心、有能力保证你们的安全。请旅客们回座位坐好,保持安静,注意并听从乘务员的指挥。

请将香烟熄灭。请将您的餐盘和其他所有服务用具准备好,以便乘务员收取;请调直座椅靠背,固定好小桌板(收起脚踏板、座位上的录像播放装置);请旅客们把所有行李放在座位底下或行李架内。

为了疏散时您的安全,请取下随身的尖锐物品,如钢笔、手表和首饰。

请解下如领带和围巾这样的物品,把所有这些物品放入行李内。请不要把任何东西放在你前面的座椅袋内。

请脱下高跟鞋(陆地迫降时)/脱下鞋子(水上迫降时),交由乘务员保管。

下面,请大家解开安全带站起来,从行李架内取衣服穿好。

请坐下,系紧安全带。

(二)防冲击姿势

1. 防冲击安全姿势简介

(1)多数旅客可采取手臂交叉抓住椅背,头枕在手背上,双脚用力蹬地的方式。如图10-2所示。

(2)如旅客前面没有座位或无法抓到椅背时,可让旅客俯下身抓住脚踝,把头放在两膝之中,两脚用力蹬地。如图10-3所示。

(3)如某些旅客无法抓住脚踝,可让他们采用双手抱膝的方式。如图10-4所示。

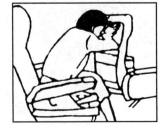

图10-2 防冲击安全姿势(1)

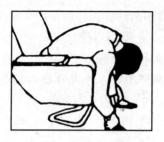

图 10-3 防冲击安全姿势(2)

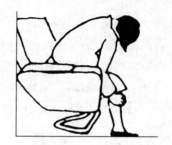

图 10-4 防冲击安全姿势(3)

(4)对特殊旅客(如孕妇或身材高、肥胖者)作个别简介,让他们双手紧抓座椅扶手,或双手抱头,同时收紧下颚,两腿用力蹬地。如图 10-5 所示。

(5)对于双脚不能着地的儿童,可采用将双手压在双膝下,手心向上,弯下腰的方式。如图 10-6 所示。

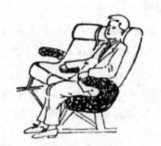

图 10-5 防冲击安全姿势(4)

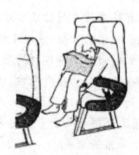

图 10-6 防冲击安全姿势(5)

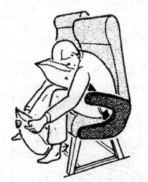

图 10-7a 带婴儿的旅客的防冲击安全姿势

(6)对于带婴儿的旅客可以采用以下几种方法:

①在婴儿背部垫上柔软物品,婴儿的头朝飞行方向,将其置于地板上;母亲用腿夹住婴儿身体,用双手托住其颈部,自己采用防冲击安全姿势。如图 10-7a 所示。

②将婴儿斜抱在怀里,婴儿头部不得与过道同侧,弯腰俯身两脚用力蹬地。或一手紧抱婴儿,一手抓住前面的椅背,低下头,两脚用力蹬地。如图10-7b、图10-7c 所示。

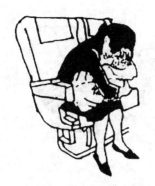
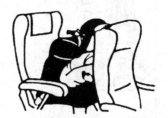

图10-7b 带婴儿的旅客的防
冲击安全姿势

图10-7c 带婴儿的旅客的防
冲击安全姿势

(7)乘务员的防冲击姿势。乘务员座位有面向驾驶舱与背向驾驶舱之分,应分别采取不同的防冲击动作。

①背向驾驶舱:两脚蹬地,双手抓住椅垫,后背紧靠椅背,头顶住头靠,全身紧迫用力。如图10-8所示。

②面向驾驶舱:两脚蹬地,双手抓住椅垫,低下头,收紧下颚,全身紧迫用力。如肩带有自动紧缩装置时,背靠椅(如图10-9所示)。如肩带自动收紧装置失效,尽量拉出肩带,上身前倾(如图10-10所示)。

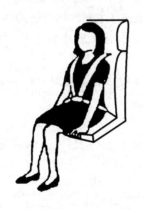
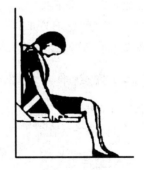

图10-8 乘务员的防冲击姿势(1)

图10-9 乘务员的防冲击姿势(2)

③如乘务员无法回到乘务员座位,则双手撑地,背靠隔板,脑后垫上枕头,屈腿,两脚用力蹬地。如图10-11所示。

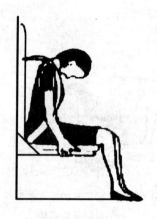 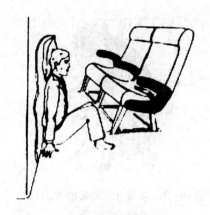

图 10-10　乘务员的防冲击姿势(3)　　图 10-11　乘务员的防冲击姿势(4)

2. 乘务长(主任)广播实例

以下内容应由乘务长(主任)广播,乘务员在客舱演示:

现在乘务员将向您介绍两种防冲击的姿势。

当您听到防冲击指令时,请把两腿分开,两脚用力蹬地,双臂交叉,身体前倾,两手抓住前面的座椅靠背,额头放在双臂之上。

如果您的手无法抓到您前面的座椅靠背或者在您的前面没有座椅的话,请弯下腰,双手抓住您的两脚,把头埋在双膝之中。如果您抓不到脚踝的话,请改抱双膝。

当你听到:"低下头,全身紧迫用力!"的口令时采取这种姿势,直到您听到"解开安全带"的口令为止。

在飞机着陆时,会有多次撞击,保持您的防冲击姿势直到飞机安全停稳。

(三)安全带与救生衣

乘务员应指挥乘客按要求系好安全带并穿好救生衣,以下内容应由乘务长(主任)广播,乘务员在客舱演示。

1. 系安全带

请系好安全带,并将安全带收紧。当听到解开安全带的口令时,拉起扣环的顶部。

2. 穿救生衣(只对水上迫降)

现在乘务员将向您演示救生衣的使用方法,请旅客们随同乘务员的演示穿上救生衣,但请不要在客舱内充气。

　　救生衣在您座位底下。

　　取出并撕开包装,将救生衣经头部穿好。

　　将带子扣好,系紧。

　　当您离开飞机时,拉下救生衣两侧的红色充气把手,但在客舱请不要充气。

　　充气不足时,可将救生衣上部的人工充气管拉出,用嘴向里吹气。

　　乘务员将协助任何需要帮助的人穿上救生衣。

（四）出口位置指示

　　乘务员应向全体旅客指示出口位置,以便于迅速撤离。以下内容应由乘务长(主任)广播,乘务员在客舱演示。

1. 陆地迫降

　　现在乘务员将告诉您最近出口的位置,这个出口可能就在您的周围,请确认至少两个以上的出口。(安装在地板上/靠近地板)应急撤离路径灯将把您引导到出口处。白色为撤离路径灯,红色为出口指示灯。

　　紧急撤离时,请从最近的出口撤离,不要携带任何物品。

2. 水上迫降

　　现在乘务员将告诉您最近的带救生船的出口位置,这个出口可能就在您的周围,请确认至少两个以上的出口。(安装在地板上/靠近地板)应急撤离路径灯将把您引导到出口处。白色为撤离路径灯,红色为出口指示灯。

　　紧急撤离时,请从最近的出口撤离,不要携带任何物品。在到达出口时,打开救生衣的充气阀门。

3. 双通道客机

　　[注意:A300、A330、A340-300 的 3L/R、A340-600 翼上出口不自带救生船。]

　　客舱共有四个紧急出口,两个在前,两个在后。为了便于撤离,我们将把客舱分成四个区域。

　　首先,我们将大家分成两个大组。坐在这一侧的旅客请听从我的指挥,坐在那一侧的旅客请听从她/他的指挥。

　　坐在这里的旅客(重复),请从这边的门撤离;如果这边的不能使用,请从那边的门撤离(作两组说明)。

4. 单通道客机

［注意：MD82/MD90 尾锥门不得在水上迫降时打开。］

客舱共有四个紧急出口，两个在前，两个在后。为了便于撤离，我们将把客舱分成四个区域。

坐在这里的旅客，请从这边的门撤离；如果这边的不能使用，请从那边的门撤离（作两组说明）。

（五）选择援助者

1. 援助者的选择

（1）选择合适的援助者。选择合适的援助者，对于帮助乘务员及一些特殊旅客有效避免由于飞机迫降而引起的危险，有极其重要的作用。

一般援助者主要来自：

- 机组人员。
- 航空公司雇员（包括其他航空公司）。
- 军人、警察、消防员和执法人员。

（2）乘务长（主任）广播实例。

女士们、先生们，请注意：

如果您是航空公司的雇员、执法人员、消防人员或军人的话，请与乘务员联络。我们需要您的协助。

（暂停广播）

各位旅客：

根据机长的要求，我们将调整一些人的座位，以更好地协助那些需要帮助的旅客，或帮助乘务员组织紧急撤离。其他旅客请在原位坐好，系紧安全带。

2. 援助者的主要工作

（1）坐在原位直至飞机停稳。

（2）面向客舱挡住旅客。

（3）帮助打开舱门。

（4）注意观察机舱内外的情况（如起火、烟雾、障碍物、水位淹没机门等）。

（5）若一个出口不能使用，重新将旅客指挥去另一个出口。

（6）介绍出口的操作方法、滑梯的人工充气方法。

（7）如果乘务员受伤，将乘务员带下飞机。

3. 援助者的分工

（1）陆地迫降援助者的分工（见表10-1）。

表 10-1　陆地迫降援助者分工表

	应急窗口	机门出口
机上援助者	判断状况,打开出口 • 站在机翼上帮助旅客撤出	• 在机门处协助乘务员指挥撤离
机下援助者（2名）	• 站在机翼下,搀扶从上面滑下的旅客 • 让旅客远离飞机	• 滑下飞机,在下面帮助滑下来的旅客 • 让旅客远离飞机
所有援助者	• 在远离飞机的安全地带,大声招呼旅客向自己这边靠拢 • 照顾受伤的旅客,防止旅客吸烟或返回客舱 • 确认被援助者已明确任务,必要时调整他们的防冲击姿势和座位	

（2）水上迫降援助者的分工（见表10-2）。

表 10-2　水上迫降援助者分工表

	应急窗口——圆形救生船	机门出口——滑梯/救生船
机上援助者	• 判断状况,打开出口 • 协助抛放救生船,确定系留绳与机体连接,拖曳救生船使之充气 • 站在应急窗外的机翼上,协助旅客撤出,并让旅客救生衣充气	• 在机门口,协助乘务员指挥撤离 • 让旅客救生衣充气。避开尖锐物品
机下援助者（2名）	• 协助抛放救生船,将逃生绳连接于机翼 • 上船,并协助旅客登船 • 让旅客在船内均匀分布坐下	• 先上救生船,爬至船头,相对坐下 • 坐在船头,招呼旅客靠近,安排旅客在船沿内交替坐下
所有援助者	• 在旅客撤离后,断开救生船 • 确认被援助者已明确任务,必要时调整他们的防冲击姿势与座位	

4. 安排旅客志愿协助者

（1）帮助有特殊要求的旅客,包括老年人、残疾人、没有人陪同的儿童和不能行走的旅客,安排志愿协助者。

　　• 重新安置旅客和志愿者的座位,避免把家人分开就座。

　　• 协助不能行走的旅客到出口处。

（2）使用以下方法中的一种来帮助不能行走的旅客撤离。

　　• 毛毯运送法。把一块毛毯放在座椅靠背之上和不能行走的旅客的座椅底部,为了协助其到出口处,由两名援助者将需帮助的旅客放在毛毯上,然后拉起毛毯的角,从而把旅客移动到出口处。

● 抬送法。为了协助旅客到出口处,把座椅向后倾,并且让旅客向前倾,使得援助者能够从背后靠近。然后,援助者用自己的右手握住旅客两个手腕的情况下,向旅客的身体方向拉动手腕和手臂,并将身体抬起来。如有另一名援助者,则可以抱住旅客的膝盖,随即把旅客送到出口处。

（3）在机门口处不能行走的旅客的撤离方法。

● 派 2 名援助者到滑梯的底部。

● 对于具有上肢力量的旅客,让旅客在双臂伸出的情况下坐在滑梯的顶部滑下。

● 对于没有足够的上肢力量的旅客,把旅客放置在滑梯的顶部,并且让援助者坐在旅客后面将双腿叉开,以随同他/她一起滑下。

● 援助者应当帮助旅客离开滑梯并远离飞机。

（4）撤离勤务性动物（如导盲犬）。

● 为了防止导盲犬被撞击,用枕头和毛毯在隔板处或在旅客前面的座位底下铺垫好,以减缓冲击。

● 建议旅客卸下导盲犬的挽具并套上皮带。

● 撤离时,应当由主人来负责牵动动物滑下。

二、迫降前的客舱准备要领

客舱准备可能会耗费很多时间,在时间许可内,应最大限度地做好一切准备。撤离时,机组必须携带一切所需备用品。

机组人员必须以镇静的姿态面对旅客,并使所有旅客保持安静,遵守秩序。不论何时,一个歇斯底里的人有可能使整个场面出现混乱。乘务员应采取必要的措施,使他/她保持安静。

对于机上有失能的客舱机组人员,乘务长（主任）要及时予以调整,以保证客舱内所有区域均在乘务员的监控之中。

1. 沟通与协调

（1）机长和乘务长（主任）之间的沟通与协调。当机长紧急呼叫或广播呼叫乘务长（主任）到驾驶舱时,乘务长（主任）必须带好笔、纸、手表进入驾驶舱,甚至强行进入驾驶舱。

双方必须协调以下内容:

● 紧急情况的性质。

● 准备时间的长短。

● 防冲击命令由谁、以何种方式发出。

- 特殊指示(如飞机的状态或天气情况)。
- 重复以上信息。如果时间十分仓促至少要做如下协调:迫降类型、准备时间。

(2)乘务长(主任)与乘务员之间的协调与沟通。乘务长(主任)必须立即广播通知乘务员集中,或以内话方式呼叫全体乘务员。

双方必须协调以下内容:

- 传递来自机长的信息。
- 确定客舱准备(包括服务舱和旅客)计划。
- 指示乘务员参阅"客舱准备检查单"。
- 指示乘务员使用"应急程序简令纸"。
- 明确个人职责,安排准备工作。

(3)乘务长(主任)还应做到:

- 根据真实情况,做好紧急情况的广播。
- 将全部客舱灯光调至 100%亮度。
- 确定是有准备的迫降或有时限的迫降(准备时间有限)。

2. 固定客舱、服务舱的松散物品

(1)检查、固定客舱松散物品

- 检查行李是否存放适当。
- 检查座椅安全带是否在身体低位系紧。
- 检查座椅靠背是否调直。
- 检查小桌板、座位上的录像播放设备与脚踏板是否收起。

(2)固定好服务舱松散物品

- 固定餐车、用具箱、烤炉、烤格、烧水壶等服务用具,扣好锁扣。
- 将散放在服务舱内的餐盒、饮料等收藏在可封闭的储藏空间内。

三、做最后准备

1. 乘务员迫降前 3 分钟的主要工作

飞机迫降前 3 分钟或得到来自驾驶舱的、要求乘务员做最后检查、准备的指示时,乘务员应立即完成以下工作:

(1)再次检查客舱、服务舱。

(2)关闭客舱灯光,打开应急灯光。

- 尤其在夜间必须关闭客舱灯光,以帮助旅客适应黑暗的环境。

●同时乘务长（主任）应打开应急灯开关,确保飞机正常供电断开后,应急灯光系统能正常工作。

（3）通知机长。乘务员应在完成迫降前对旅客的各项工作,以及客舱和厨房检查后,通知乘务长（主任）;乘务长（主任）应向驾驶舱报告(可直接进驾驶舱)。

（4）乘务长（主任）提示乘务员进行个人准备。

2. 乘务员个人准备

（1）取下身上的各类尖锐物品,以及领带与丝巾(松开衣领)。

（2）脱下高跟鞋,并去除尼龙丝袜。

（3）弄湿头发,以防被火引燃。

（4）确认手电筒及撤离时应携带的物品的位置(但不要把它从支架上取下)。

（5）在乘务员折叠座椅上坐好,系紧安全带。

（6）做好防冲击的准备动作(在接到指令时,立即做出防冲击姿势)。

（7）回顾撤离分工并做静默30秒复查。

3. 防冲击

（1）在机长发出防冲击信号时,采取防冲击姿势。

（2）向旅客发布防冲击口令——"低下头,全身紧迫用力"(中英文交替)。

（3）保持防冲击姿势,直到飞机完全停稳。

第二节　撤离及其应急措施

一、撤离决定

一旦做出要紧急撤离的决定,应立即通过麦克风或口头等方式发出撤离指令。全体机组成员必须密切合作,确保撤离的成功。

1. 决定撤离

（1）驾驶舱发起的紧急撤离。在接到预先安排的紧急撤离信号或者听到撤离广播时,立即解开安全带,进行紧急撤离。

（2）乘务员发起的紧急撤离。乘务员在飞机停稳30秒内未接获任何紧急撤离,但发现以下情况时,须发起紧急撤离行动:

- 严重的结构性损伤,机体破损。
- 威胁性起火或烟雾。
- 水上迫降。
- 发动机周围漏油。

2. 不需撤离

当决定不撤离时,乘务员会收到广播通知:"乘务员留在原位。"
通常无须撤离的情况有以下两种:
- 不必发起撤离行动。
- 正在进行的撤离行动已变得不再必要。

3. 控制旅客情绪

为防止可能出现的恐慌局面,乘务员必须在飞机停稳后迅速控制客舱中旅客的情绪。需要撤离时,高呼:"镇静,没关系,不要惊慌!"而后立即退回机门处组织撤离。不需撤离时,高呼:"镇静,不要慌,留在原位坐好!"

二、陆地迫降的撤离组织

1. 确认出口的状况

(1)对机门外的状况进行观察。通过机门上的观察窗或机门旁的客舱舷窗观察,确认出口是否有效、可用。机体结构性损伤、起火、障碍物(如金属残片)、机门处的燃油都有可能导致出口失效。除非已没有更好的选择,才能打开出口。如果由于浓烟等因素使你无法对状况进行评估时,那么不要冒险打开出口。

(2)对迫降的可使用出口进行评估(见表10-3)。

表10-3　可使用出口评估表

情　形	可以使用的出口
起　火	与起火出口相对的出口
所有起落架自动收起/折断(机腹着陆)	所有出口
主起落架完全收起/折断(机头高)	较低的应急门/应急窗
前起落架自动收起/折断(机头低)	前部(机翼前缘)的应急门/应急窗

注:①在收起起落架着陆的情况下,某些机型如果出口离地很接近时,在启用出口之前应当解除机门待命(预位)。②在部分收起起落架着陆的情况下,某些出口因为离地过高,导致滑梯过于陡直而不能正常使用。

2. 打开出口

（1）如果出口可以使用。迅速确定机门处于待命（预位）状态，并打开出口。如果出口无法打开，则试着再次打开。

（2）如确实无法打开出口，请按如下指示行动：

●使用以下口令："这个出口不能使用！走那边！"重新把旅客引导到另一个可用的出口。

●除非附近的出口已没有乘务员指挥，否则不要离开已经失效的出口，以防旅客擅自使用出口。

●如果附近的出口没有乘务员操作，立即前往该出口；在确定该出口可以使用后，立即打开出口。

3. 确认滑梯的状况

确认滑梯的状况，如滑梯角度是否适当、是否完全充气（见表10-4）。

表10-4　滑梯状况评估表

出现情况	处理方法
滑梯未能自动充气	拉地板上的红色人工充气把手，待滑梯充气后，引导旅客撤离
滑梯未能完全充气，或使用中漏气	如有充分的时间且计划可行时，将滑梯改作软梯使用，并重新引导旅客使用
滑梯完全充气并且处于安全状态	立即引导旅客撤离

4. 引导旅客撤离

在紧急撤离期间，请使用手势及口令指示，不要挡住紧急撤离路线。

（1）在滑梯充气过程中，按如下指示行动：

●一手抓住辅助把手，一手伸直挡住出口。

●使用以下口令："解开安全带！（站起来！）""不要带行李！""脱下高跟鞋！"

（2）滑梯充气完毕后，按如下指示行动：

●迅速面向客舱，退到一侧。

●立即指挥旅客撤离，使用以下口令："走这边！""快，撤离！"

●在烟雾环境中撤离时，还必须使用以下口令："弯下腰，俯下身，用衣袖捂住口鼻。"

●在黑暗环境下(应急电源失效)撤离时,立即拿上手电筒,俯下身,打开手电筒,照射附近的地板并来回晃动,同时使用以下口令:"朝灯光方向走。"

注意:通常机门出口都带有滑梯或救生船,而应急窗出口是没有的。A320/A319飞机的应急窗出口是个例外。在取下舱门盖的时候,滑梯会自动放出充气,它的人工充气手柄位于应急窗框的上方。

5. 旅客的撤离

(1)出口可以使用时,针对不同情况采取不同的措施。

出口在应急门处时,指挥旅客撤离,使用以下口令:

●"手臂伸直向前!"(对所有类型的滑梯都是如此)

●"跳!滑!"(滑梯,或者需迅速撤离)

●"坐!滑!"(单通道滑梯)

●"快!下飞机!""快!跳下去,离开飞机!"(CRJ-200、EMB-145)

除非在机门处有旅客犹豫不动,应用力将其推出门外。否则,当旅客撤离时,请不要碰他们。

出口在应急窗处时,指挥旅客撤离,使用以下口令:"跨出去,转身!从机翼后部滑下!""从机翼前部滑下!"

(2)出口不能使用时,根据实际情况灵活处理。

●如果出口不能使用,则挡住出口并重新把旅客引导到其他出口处,并使用以下口令:"这个出口不能使用!(机外起火!)走那边!"

●如果在任何出口处有旅客们正在排队等候,就要把他们引导到不太拥挤的出口。

●考虑一下时间、可用性和离地距离,重新把旅客引导到一个可以使用的出口。

(3)使用未充气滑梯作为软梯。在停机坪用滑梯架设软梯,并按如下指示行动:

●派2位援助者先下滑梯。

●当援助者在地面相对站立时,指导被援助者抓住滑梯两侧的把手,滑出滑梯。

●乘务员应引导旅客乘坐滑梯。

●指导另外的援助者在滑梯的底部协助旅客撤离,并让大家远离飞机。

(4)若事先未安排出口援助者,乘务员让最前面的一位旅客站到自己对面,并对他说:"你跟我一起指挥旅客!"对另外两名旅客说:"你们两位留在滑梯下面! 帮助人们离开!"

6. 机组撤离飞机

● 按程序要求,需先下飞机的乘务员应在地面协助旅客撤离,并指挥旅客远离飞机。

● 要确保所有旅客已经紧急撤离飞机。乘务员应确保所负责区域的旅客已完全撤出,并从就近的出口撤离。乘务长(主任)应协同机长对整个客舱由前至后做全面的检查,并从后舱就近的出口撤离。

● 在检查客舱时,使用以下口令:"客舱里还有人吗? 听到请回答。"

● 全体乘务员撤离时,应带上旅客舱单、急救药箱、信标机、麦克风、手电筒和客舱乘务员手册。

● 一旦撤出飞机,则不要马上再进入飞机。

7. 紧急撤离后的地面工作

● 尽可能多地带上各种必要设备、饮料、食品、毛毯等,必须迅速撤离,飞机随时可能起火并爆炸。

● 迅速远离飞机,至少应保持 100 米(待发动机完全冷却,渗出的油类挥发后,方可返回机内。搜救队较易在那儿发现幸存者)。

● 提供急救,识别并优先处理严重受伤者,归还旅客的鞋子。

● 将幸存者分成几个组(每组 4~5 人),带领他们行动并保持平静。领队必须清楚有多少组员,每个组员必须都被安排指定工作。

● 在每个组里,建立互助机制。

● 如天气恶劣,应建临时掩体。

● 准备好充分的救援用信号器具。

● 清点幸存者。

● 如果可以返回机舱,取出机上有用物品,如应急设备、食品和水,把滑梯卸下用来建掩体。

● 试着用机载无线电发布求救信号。

● 救生时,不要莽撞行事,注意保存体能。

● 必要时,设一名警卫,看护邮件、包裹或使飞机不受干扰。

三、水上迫降的撤离组织

1. 确认出口的状况

(1)通过机门上的观察窗或机门旁的客舱舷窗观察机门外的状况。确认出口是否有效、可用。注意结构性损伤、起火的地方,观察出口是否被水淹没或受到阻塞。

(2)对迫降类型进行评估。如迹象显示飞机可能会很快下沉时,应迅速将救生船与飞机脱开。

2. 打开出口

(1)如果出口可以使用时,迅速确定机门处于待命状态,并打开出口。如果出口打不开的话,则试着再次打开它。

(2)如确定无法打开出口时,请按如下指示行动:

　●使用以下口令:"这个出口不能使用! 走那边!"重新把旅客引导到另一个可用的出口。

　●除非附近的出口已没有乘务员指挥,否则不要离开已经失效的出口,以防旅客擅自使用该出口。

　●如果附近的出口没有乘务员操作,立即前往那个出口;在确定该出口可以使用的情况下,立即打开出口。

3. 确认救生船的状况

确认救生船的状况,如救生船的载量、是否完全充气(见表 10-5)。

表 10-5　救生船状况评估表

出现情况	处理方法
救生船未能自动充气	拉地板上的红色人工充气把手,待救生船充气后,引导旅客撤离
救生船不能抛放(出口被堵或水位高于进门口)	将救生船转移至另一适用处
救生船完全充气并且处于安全状态	若出口适合于撤离,立即引导旅客撤离

4. 引导旅客撤离

在紧急撤离期间,请使用手势及口令指示,不要挡住紧急撤离路线。

（1）在救生船充气过程中，按如下指示活动：

● 一手抓住辅助把手，一手伸直挡住出口。

● 使用以下口令："解开安全带！（站起来！）""不要带行李！""脱下鞋子！"

（2）救生船充气完毕后，按如下指示行动：

● 迅速面向客舱，退到一侧。

● 立即指挥旅客撤离，使用以下口令："走这边！""快，撤离！"

● 在烟雾环境中撤离时，还必须使用以下口令："俯下身，用衣袖捂住口鼻。"

● 在黑暗环境下（应急电源失效）撤离时，立即拿上手电筒，俯下身，打开手电筒，照射附近的地板并来回晃动，同时使用以下口令："朝灯光方向走。"

5. 旅客的撤离

（1）出口可以使用时，针对不同情况采取不同的措施。

①使用滑梯/救生船（通常在机门出口处）时，按如下指示行动：

● 在水上迫降中，最好是使用配有滑梯/救生船的门。试着让旅客直接从飞机登上救生船，防止旅客溺水和体温过低。

● 指示旅客相对在船内坐下，以均匀地分配重量并保持坐着的姿态（移动位置时应当用手和膝盖爬行）。

● 在所有旅客都已登船之后，拉出断开手柄，割断系留绳，然后把滑梯/救生船划至远离飞机的安全地带。

②使用天花板上的圆形救生船时，按如下指示行动：

● 需要有 2~3 个人把救生船搬到出口处。搬动救生船包时，绳扣一侧向上。注意：要让援助者小心提防红色把手，以防在客舱内充气。

● 把救生船固定到飞机之上。在机门处：把救生船的连接绳紧固在机门处的稳固的可连接部位。在应急窗口处：把窗口上/行李架内的脱离绳连接到机翼的连接点上。把救生船的系留绳系到脱离绳之上。

● 把救生船投到水中（救生船外包装不必卸下）。注意：把救生船掷离机翼前缘，以避免被金属件和机翼拉破。

● 猛拉系留绳，使救生船充气（充气可能需要 15 秒至 20 秒的时间）。

● 拉动并使救生船靠近飞机，但要避开任何尖锐的物品。

● 如有可能，让旅客直接上救生船，或者让旅客跳入水中并游到救生船的登船处上船。

● 指示旅客在船内分散坐下，以均匀地分配重量并保持坐姿（所有的位置移动都应当用手和膝盖来爬行）。

- 当所有的旅客都已登船之后,割断系留绳并把救生船划至远离飞机的地带。

③使用滑梯做浮板时,按如下指示行动:

- 拉动水上迫降的断开手柄(不连机手柄),从飞机上卸下滑梯。
- 轻轻地抛出滑梯,并且让旅客从飞机上跳入水中。把滑梯正面朝下翻转,应把受伤的成年人和儿童安置在滑梯之上。所有其他旅客应当待在水中,握住滑梯四周的救生索。
- 断开系留绳,让滑梯从飞机上脱开。

④使用应急窗口(无救生船)时,按如下指示行动:

- 打开窗口。
- 把窗口行李架处的脱离绳连接到机翼的连接点之上。
- 指挥旅客从机翼上下飞机,撤离。
- 指示旅客将脱离绳用作扶手。
- 指示旅客跳入水中并游到救生船或滑梯那里。

(2)飞机迅速下沉时,迅速紧急撤离,并按如下指示行动:

- 打开出口,使救生船充气。
- 拉出断开手柄,从飞机上卸下充气的救生船。
- 割断系留绳,使救生船脱离飞机。
- 让援助者跳入水中,并且把救生船推离飞机。
- 让旅客在救生衣充气的情况下直接从飞机上跳入水中。
- 要确保所有旅客都已撤离飞机。
- 从水中登上救生船。

(3)机门口离水面过高,按如下指示行动:

- 打开出口,使救生船充气。
- 拉出断开手柄,从飞机上卸下充气的救生船。
- 旅客身着充气的救生衣直接上船,或跳入水中后,由水中登船。
- 确保所有旅客已登上救生船。
- 割断系留绳。

(4)出口不能使用,按如下指示行动:

- 如果出口变得不能使用,则挡住出口并重新把旅客引导到其他出口处,并发出适当的指令,如:"这个出口不能使用!（机外起火！越过去!）走那边!"
- 如果在任何出口上旅客们正在排队等候,则要把他们引导到不太拥挤的出口处。根据需要,指定援助者,对状况进行确认并启用出口。

(5)若事先未安排出口援助者,乘务员可按如下指示行动:

- 让最前面的一位旅客,站到自己对面,并告知旅客:"你跟我一起指挥旅客!"

● 让另两名旅客先上船,以协助其他旅客登船。

6. 机组撤离飞机

● 按程序要求,需先下飞机的乘务员应先登上救生船,并在船上协助旅客登船,并安排旅客有序地坐下。

● 要确保所有旅客已经撤离飞机。乘务员应确保所负责区域的旅客已完全撤出,并从就近的出口撤离。乘务长(主任)应协同机长对整个客舱做全面的检查,再回到前舱,从前舱就近的出口撤离。在检查客舱时,使用以下口令:"客舱里还有人吗?听到请回答。"

● 全体乘务员撤离时,应带上旅客舱单、急救药箱、信标机、麦克风、手电筒和客舱乘务员手册,并带上旅客的鞋子。

● 一旦撤出飞机,立即割断系留绳,将救生船与机体完全断开。

7. 紧急撤离后水上工作

● 为保存体力使用蛙泳方式。

● 漂浮时,仰面,用手臂慢慢划水。

8. 救生船上的管理

(1)救生船的管理,要注意以下事项:

● 救生船距离飞机不应过远。

● 搜寻落水者,正确清点人数,保证所有人都已上船。

● 机组成员应是船上的指挥者,将机组成员均匀地分到每个船上。

● 清理船内积水,堵塞漏洞,固定好所有物品,支好天篷。

● 把小刀、舀水桶等小物件系在船上。

● 如附近有其他救生船,以7~8米为间隔,将船连在一起。

● 保证充气柱体内的空气充足,但不要过多。白天高温时,放掉点气;夜冷时,再补充些气体。

● 不要把小刀、渔具、罐头拉环及其他各种尖锐物品扔在船舱地板上,不要用鞋去蹭船底或充气柱体。

● 确保船上的每个人都穿好救生衣,并充气。

● 旅客均匀地分布在船内。

● 不要坐在船舷上。

● 在船内需移动位置时,应先告诉周围的旅客。

● 当发现有飞机时,将船相互拉近,使天篷的颜色更易被识别;如有大浪不要这样做,否则可能会使船颠覆。

(2)救生船上的工作安排主要如下:

- 明确船上每个人的职责,使他们一同参与工作,受重伤或呼吸困难的人除外。
- 不论昼夜,每时每刻都应有人值勤。
- 把值勤者用一根不短于3米的绳系在船上。

第三节　野外求生技能

当飞机迫降时,幸存者必须面对可能出现的诸如地形和气候之类的困难,竭尽全力以保全生命,求得生存的机会。

生存的首要条件是,具备求生的欲望、求生的知识和技能,以及拥有强健的身体。乘务员必须有能力使自己和其他共同患难者保持乐观的精神;乘务员还应懂得如何获得水、食品、火种、容身之地等生存的必需物品,如何呼救以吸引营救人员,如何在没有援助时获得安全的保护或脱离险境;乘务员还应掌握保存体能的方法,以及避免受伤和对付疾病的方法,以便帮助那些比自己更不幸的人们。

求生技能,并不仅仅指应付空难之类的极端情况的技能。在生活中,求生技能随处可见。例如,在起飞和下降时系上安全带,这就增加了空难发生时的幸存机会;过马路时左右看一下,临睡前检查煤气阀和门窗等,实质上是本能地运用求生技能的表现。我们应该将这些技能变成一种良好的习惯。

一、空难求生指导方针

在空难发生后的求生过程中,必须牢记以下的指导方针:

1. 撤到安全地带

- 如果飞机有起火或爆炸的可能时,必须远离飞机(至少应保持100米)并待在风上侧处直至危险过去。
- 为了便于搜救,当危险过去后,移向飞机的着陆地点。
- 不要惊慌失措地奔向未知区域,设法与其他幸存者保持联络。
- 除非身处毫无遮蔽的空旷地或危险之中,否则没有必要另选安全地带。
- 不要将山顶或山腰作为避难之所,地势低的地方更易建掩体设施。
- 不要全体出动去寻找安全地带,应分组行动;不要单干,应相互保持联络并做好路标,以便顺利返回。

● 离开失事地点时,应做好标记,以便营救人员寻找。

2. 携带有用物品

● 尽可能多地带上饮料、食品、毛毯,以便更好地抵御未知的困境。
● 带上医疗救护用品,如药箱、急救箱、氧气瓶。
● 带上信号器具,如手电筒、麦克风、信标机,以便发求救信号。
● 带上旅客舱单,用于确定受伤、死亡、失踪者。
● 带上客舱乘务员手册,从中获取有关求生的指导方针,至少纸张还是一种很好的引火材料。
● 如果飞机已无进一步危险,可设法返回机舱获取更多的有用物品。

3. 救护伤员

● 应将伤员一起转往安全地带。
● 区别伤势,展开救护,首先是呼吸困难者,然后依次是大出血、骨折和惊恐者。
● 如有死者,应与生还者分开。死亡会制造恐怖气氛,这样做有利于使幸存者安宁。

4. 采取保护措施——建掩体

● 尽可能利用天然场所和手边的材料来建立、加固和扩充掩体。
● 身处空旷地带时,利用装备与飞机残骸挖坑,也可以用天然洼地,用浮土加固加高四周做掩体。
● 用石块、残骸、树枝、毛毯、滑梯布等制成防风墙。
● 掩体除可防风、防雨外,还应能遮阳。
● 如有伤势严重、不便移动者,就地建简便掩体。
● 生火取暖,并利用反光材料,增强热效应。大家聚在一起可减少热量散发。

二、求生要素

生存的首要条件就是要有强烈的求生欲望,尽可能地保存体能、具备保持健康与清洁的方法。

1. 强烈的求生欲望

● 充分预见可能存在的危险和困难局面,并制订行动计划。

- 经过训练和平时经验的积累,能增强求生的欲望。
- 保持乐观的情绪,使自己和周围的人能放松下来。
- 保证身体处于健康的状态,有利于增强求生的信心。
- 尽快适应陌生的环境,并进行心理调节,排除抑郁情绪。

2. 保存体能

- 必须保证有水和食品的供应,但不要为此过分劳累。
- 不要无目的地走动或大声呼叫,不要做超出能力范围的事。
- 保暖御寒,防止暴晒,避免身体过冷或过热。
- 建造掩体,来应付寒风、烈日与风沙的威胁。
- 避免流汗而导致体内水分流失。
- 尽量睡觉,减少体能消耗。

3. 保持健康与清洁

(1)脚的保护措施如下:

- 行走是求生过程中唯一的交通方法,不要让脚受伤。
- 脚受伤后,必须立即求助。
- 注意保持脚的清洁与温度。
- 尽可能地穿上鞋和袜子。

(2)保护眼睛的方法如下:

- 使用太阳镜或专用护目镜。
- 用布片或树皮保护眼睛,中间留一条狭缝。
- 用炭笔涂黑眼睑下方。
- 注意保护视网膜,防止雪盲。
- 防止外伤感染:不要揉搓眼睛;避免使用隐形眼镜,没有专用清洁剂时,含在口中用唾液浸润消毒。

(3)个人清洁的注意事项如下:

- 饮食不当,会导致腹泻与呕吐。
- 密切注意毒虫叮咬与毒蛇的攻击。
- 注意个人清洁(尤其是女士)。
- 注意环境清洁,将污物与废物在远离生活区的地方加以掩埋。

三、应对严寒

冬季气温通常在 0℃ 以下,且伴有大风,尤其在极地地区,冬季气温在零下 50℃～60℃,风速有时会在 40 千米/小时以上,大风会导致实际气温远低于温度计显示的温度。当人身体发颤时,表明体温已开始下降,体温低于 30℃ 对身体有害。

在冰天雪地中求生时,必须注意以下几点:

- 不要试图在暴风雪来临时迁移。
- 在冰雪融化的季节里注意避开浮冰,避免陷入沼泽中。
- 防止跌入冰水中(在冰水中 4 分钟,会使暴露部分冻僵,7 分钟会丧失意识,15～20 分钟死亡)。
- 避免将身体弄湿或长时间待在潮湿的环境中。
- 寻找或搭建掩体和雪房避开风、雪、冷空气、海浪等(如图 10-12 所示)。

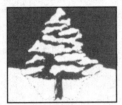
天然掩体

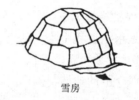
雪房

图 10-12 掩体

- 注意清理环境和个人健康。在体能足够时清理周围环境,饮用热饮或饮酒驱寒,挤成一团,防止热量失散,适当做热身运动,防止体温下降、冻伤、足部浸水以及一氧化碳中毒。
- 用衣物将身体、手、脚裹起来,尽量穿毛料衣服。

四、应对酷暑

夏季气温通常较高,且日照强烈,在赤道附近与亚热带地区还会出现 40℃～50℃ 的高温,且通常还伴有高湿度的情况(湿度高达 80%～90%)。直接在阳光下暴晒,会导致疾病的发生(如日射病、中暑、热消耗、热痉挛),这会加速体能的消耗,导致身体脱水或缺水,从而直接威胁生存。

1. 作为预防应注意以下几点

- 尽量穿白色或浅色衣服。

- 戴上遮阳帽(罩),防止阳光直射。
- 白天注意休息(不要坐在热腾腾的地面上)。
- 搭建掩体,或在树荫下休息。
- 尽量把工作安排在夜间,不要图快,慢慢做事。
- 尽量多喝水,适当补充盐分。

2. 作为健康防护,还应注意以下几点

- 不要光脚,以免受到水蛭、沙蚕和蜈蚣的攻击。
- 点上火堆,并弄出烟来(任何湿的材料燃烧时都会有烟),这样可以驱赶蚊子和飞虫。
- 不到休息时,不要脱掉湿衣服,这样可以防止皮肤被晒伤,并防止受到外物剐伤。
- 穿戴衣服前把衣服抖开,并仔细检查一遍,尤其是手伸入口袋时要谨慎。

五、应对沙漠

沙漠地带通常昼夜温差很大。例如,夏季,白天有时高达 40℃ 左右,而夜间则降至 15℃ 左右;而在冬季昼夜温差也在 20℃ 左右,有时还伴随连绵不断的雨雪天气;而有些地区则终年没有降雨,偶尔出现的降雨可能会是滂沱大雨,并形成洪水,但很快会被地表吸干。

在沙漠中求生时,应注意以下几点:

1. 寻找水源

- 设法从绿洲、干涸河床底部的水洞、坎儿井中寻找水源。
- 仙人掌类植物中富含水分。
- 在昼夜温差很大时,从凝结的水蒸气中取水。
- 在沙丘间的最低处奋力下挖可能会找到水源。

2. 防止体液缺损

- 流汗后及时补充水分。流汗是人体的降温机制,体液减少时,依然会大汗不止。
- 昼伏夜行或白天休息而夜间工作(如搭建掩体)。
- 在夜间生火取暖或煮水(灌木与大型动物粪便都很易于燃烧)。

• 全身着衣,白天不要脱下衣服,否则会增加流汗。衣服应宽松一些,以便隔热或保暖。

• 使用头巾,可以隔热、防晒,且能防止沙暴迷眼。

• 注意眼睛的防护,因为沙漠中会有闪烁光和风沙的危害。

• 不要光脚走在热沙上,否则皮肤会烫起泡,也不要穿凉鞋行走。

• 注意防止食物变质,食品开启后应尽量吃完。

六、海上求生

地球表面约80%的面积被水覆盖着,在所有求生环境中,由于我们对海洋环境缺乏认识,海上求生就变得尤其可怕和难以存活。在寒冷的海水中,体温会迅速下降,必须设法尽快登上陆地或救生船。

1. 遇有重油

• 用蛙泳方式。

• 将正前方与两侧的油拨开。

• 在越出油面前,紧闭双眼与嘴直至浮出水面。

• 保持身体浮在水面之上,直至游出该水域。

2. 水面有油或气体燃烧

• 拨开正前方的火苗。

• 如水面感觉有高温时,做深呼吸,潜入水下。

• 尽快游出起火的水域,并浮出水面。

• 在起火水域游泳时,救生衣千万不要充气。

3. 健康保护

• 尽量使用救生船与船载设施。

• 避开海水、海风、日晒的侵袭。

• 保持船内干燥。

• 收集雨水,增加淡水资源;饮用淡水与无酒精饮料,不要喝海水。

• 保存好体能,不要做无谓的事,尽量睡觉。

• 不因船内空间狭小而影响大小便。

• 在寒冷环境中船底垫上毛毯、衣服,并保持衣服干燥。

• 在炎热环境中,适当用水浸湿衣服,并每日清洗,日落前晾干。

4. 对付鲨鱼

- 用力拍打水面吓阻鲨鱼。
- 不要将手、脚泡在水中。

七、水与求生

人体的 75% 由水组成,呕吐、腹泻、流汗都会使体液流失。当人的体重下降20% 时,生命就会受到威胁。气温低于 29℃ 时,人可承受脱水 25%,气温高于29℃ 时,脱水 15% 就会威胁生存。身体消耗的水分必须及时、不断地补充。求生中注意寻找水源。流动的水是最理想的选择。有条件的话,避免喝生水。对于水质不佳的水,必须煮沸或使用水净化片后,方可饮用。正常人仅靠饮水可维持生命 20 天左右,而断水 3 天就可能造成死亡。

1. 维持体液平衡的方法

- 饮水或吃含水分的食物,来补充体液。
- 多休息,少活动。
- 不要抽烟,饮酒。
- 待在阴凉处,不要坐在热的地面上。
- 若缺水,减少或不要进食,消化脂肪类食品需大量水分。
- 不要谈话,用鼻子来呼吸。

2. 获取淡水

- 寻找水源。水通常在低洼处,植被之下常会有水(注意:对周围有动物残骸的水源要保持警惕,沙漠中的死湖往往含盐量很高,不能直接饮用)。
- 凝结水汽。将塑料袋套在嫩枝上,让叶面蒸腾,获取凝结水(如图10-13、图 10-14 所示)。

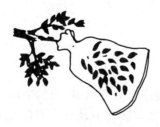

图 10-13　凝结水汽(1)

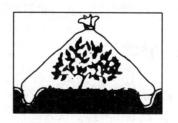

图 10-14　凝结水汽(2)

●日光蒸馏。挖一大坑,坑底放一个收集器皿,坑顶覆上塑料布,周边压实,塑料布中央搁一块石头(如图 10-15 所示)。此法适于蒸馏有毒的水、海水、尿液等,千万不要直接喝海水或尿液。

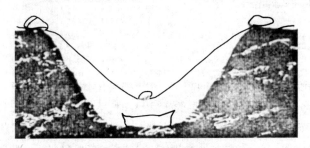

图 10-15　日光蒸馏

●冰雪化水。融冰比融雪更容易,且所需热量较少。

●用海冰化水。通常海冰含盐量很高,化成水也不能直接饮用;而年代古老的冰含盐较少。注意年代近的冰,轮廓粗糙,呈乳白色;年代古老的冰,边缘光滑,呈天蓝色。

●从动、植物中取水。植物的根、茎、叶中都会含有水分。有些植物的汁液是有毒的,注意鉴别。动物的眼眶中含有较多水分,可直接吸吮,所有鱼类体内都有可饮用的流汁。

3. 缺乏饮用水时,饮用水应定量供应

●求生第 1 天,不要饮水,利用体内储存的水分。

●求生第 2~4 天,每天饮水最多不超过 400 毫升。

●求生第 5 天后,每天饮水控制在 55~225 毫升间,依天气而定。

●长期缺水后,绝不可以突然大量饮水。

●饮水前先浸润唇、舌、喉。

●此时不要吃富含蛋白质的食物。

八、食物

食物对于短期生存并非绝对必要,尽可能多带点飞机餐,可解决食物问题,但要记住只进食不饮水会使人脱水。体力劳动与脑力劳动都会消耗人的体能。当食物缺乏时,应心境平和、放松,以免浪费能量。

1. 食物分类

● 碳水化合物。主要包含两大类:蔗糖类和淀粉类。蔗糖类存在于果汁、糖浆、蜂蜜与水果中,可直接食用;淀粉类存在于植物块根、块茎与谷物类的种子中。缺陷是无维生素B,可引起便秘。

● 脂肪。主要存在于动物皮下脂肪组织与器官周围。动物、蛋类、奶类、坚果、真菌及部分植物中都有。缺陷是不易消化,消化时需大量水分。

● 蛋白质。主要存在于肉类、鱼类、蛋类、谷类、豆类、真菌类、坚果之中。缺陷是植物类蛋白质不包含人体所需的全部氨基酸。

● 矿物质。人体需要的各种矿物质的量是各不相同的。大量元素为钙、磷、氯、钠、钾、锰,少量元素为铁、氟、碘等,微量元素为锶、铝、砷、金等。

● 维生素。共有40种左右,其中有12种是人体必需的。植物中含有微量的维生素,皮肤照光可合成维生素D,小肠内的细菌叶可合成维生素。多数维生素可从外界获得。缺乏维生素会造成皮肤病、坏血症、佝偻病等。

2. 尝试植物

当食物缺乏时,我们不得不寻找其他食物来源。某些植物可能有食用价值,应遵循以下介绍的程序进行毒性鉴定,且每人每次只可尝试一种;必须按序进行,当有疑惑时,立即停止试验;当有不适时,尽快刺激喉咙呕吐出来或吞少量炭灰诱使呕吐。

● 看。若植物茎、叶上附着有蛆虫或其他蠕虫时,不能食用。有些植物在衰老期会代谢产生有毒物质。

● 闻。切下一小块,若有难闻的苦杏仁或桃树皮味,应立即扔掉。

● 抹。稍挤榨一些汁液在体表敏感处,如肘部与腋下间的前上臂,如有不适、起疹或肿胀,应立即扔掉。

● 尝。若以上步骤进行完毕后无任何不适症,则进行以下步骤,每一个步骤之间相互间隔不少于5秒。

每次尝试取少量植物饮料。按如下顺序进行:触动唇部,触动口角,舌尖舔尝,舌根舔尝,少量咀嚼。

若有任何不适,如喉咙痛痒、强烈的灼伤感及刺激性疼痛,应立即扔掉,切勿再做进一步试验。

● 吞。吞咽少量植物,耐心等待5小时,其间不得饮食其他任何食物。

● 食。若无口部痛痒、不停打嗝、恶心、发虚、胃痛、下腹绞痛以及其他任何不适症状,则可认为该植物是可食用的。

3. 食物定量

- 所有食物必须分作三等份,在预计的营救日前一半时间动用其中的 2/3。
- 应急食品,不易腐烂的食品应最后动用。
- 体力许可时,应尽量采集野生食品。
- 避免过度劳累使体能下降。
- 进食应有规律,即使水和食物已很少。
- 应急食品中所含的碳水化合物越高越好。
- 尽量减少进餐数,每日两餐即可。

九、求救信号

获得援救的首要前提是,使他人知道你的处境,告知别人你的位置,并努力取得联系。国际通用的求救信号,英文字母"SOS"(Save Our Soul)是最为人熟知的。信号可以直接在地上写出,也可通过无线电、灯光、声响等方式发出。

1. 可用资源

- 飞机残骸。坠机后我们可以找到很多有用的信号源,如燃油、轮胎及一些可燃或绝缘材料,燃烧它们形成大火或浓烟。还可以利用飞机的玻璃、整流罩、救生衣、滑梯等有反光作用或色彩鲜艳的物品堆放在我们周围,以引起搜寻者的注意。

- 天然材料。干的树枝、树皮、树叶,都是很好的燃料;而湿的材料,燃烧时会形成浓烟。

- 信标机。机载的信标机,在陆地和海上都可使用,是发布无线电求救信号的最佳选择。

- 手电筒。可用于发布灯光信号,如 SOS 的莫尔斯代码(三短、三长、三短)。

- 哨子。为声响信号的理想手段。在求援时,除通行的 SOS 信号外,还可用 1 分钟发出 6 次哨音(也包括挥舞 6 次,或 6 次闪光)间歇 1 分钟,再重复的方式。

- 漂流瓶。在海上释放漂流瓶可能太富想象力,但是在小溪中放一个刻有 SOS 求救字样的漂流瓶或木块等,或许还是一种引人注目的方法。

2. 信号方式

（1）火光信号

燃放三堆大火，并摆成三角形，是国际通行的方式。若材料不足，也可只点一堆火。为防火势蔓延，火堆附近应围小墙。若附近有河流，也可扎三个小木筏，将火种放在上面，并在两岸固定，沿水流方向摆成箭头状。

（2）浓烟信号

浓烟是很好的定位方式，浓烟升空后会与周围环境形成反差，易引人注目。

在火堆上添加绿草、绿叶、苔藓、蕨类植物或任何其他湿的物品，都可形成亮色浓烟，这种方式适用于丛林。在火堆上添加汽油与橡胶会形成黑色浓烟，这种方式适用于雪地或沙漠。

（3）地对空目视信号

信号至少长 2.5 米（8 英尺），并尽可能使之醒目。

信号可由任何东西做成，如用布带条、保险伞材料、木片、石块之类，表面用机油涂刷或加以踩踏，以使醒目。还可用其他方法，如无线电、火光、烟或反光等，以引起对上述信号的注意。

供幸存人员用的地对空目视信号如表 10-6 所示。

表 10-6　供幸存人员用的地对空目视信号表

编　号	意　义	信　号
1	需要援助	V
2	需要医药援助	X
3	不是或否定	N
4	是或肯定	Y
5	向此方向前进	↑

（4）空对地信号

航空器使用下列信号，表示已明白地面信号：白天摇摆机翼；夜间开关着陆灯两次，如无此设备，则开关航行灯两次。如无上述信号，则表示不明白地面信号。

（5）莫尔斯代码

莫尔斯代码是一种通用的国际代码。每个字母间应有短暂停顿，每个词组间应有明显停顿。具体如表 10-7 所示。

表 10-7　莫尔斯代码表

A · —	M — —	Y — · — —
B — · · ·	N — ·	Z — — · ·
C — · — ·	O — — —	1 · — — — —
D — · ·	P · — — ·	2 · · — — —
E ·	Q — — · —	3 · · · — —
F · · — ·	R · — ·	4 · · · · —
G — — ·	S · · ·	5 · · · · ·
H · · · ·	T —	6 — · · · ·
I · ·	U · · —	7 — — · · ·
J · — — —	V · · · —	8 — — — · ·
K — · —	W · — —	9 — — — — ·
L · — · ·	X — · · —	0 — — — — —

发送信号

AAAA ∗ · · · · · · 呼叫信号,我有一个信息。

AAA ∗ 句子结束,下面还有更多。

Pause 单词结束,下面还有更多。

EEEEE ∗ · · · · · · 错误,从最后一个正确的单词开始。

AR 信号结束。

接收信号

TTTT ∗ · · · · · · 我正在接收。

K 我已做好准备,请发出信息。

T 单词已收到。

LMI ∗ 重复信号,我不能理解。

R 信息已收到。

∗ 代表按单词传送,不要停顿。

有用的单词

SOS(求救) · · · — — — · · ·

SEND(送出) · · · ｜ · ｜ — · ｜ — ·

DOCTOR(医生) — · · ｜ — — — ｜ — · — · ｜ — ｜ — — — ｜ · — ·

HELP(帮助) · · · · ｜ · ｜ · — · · ｜ · — — ·

INJURY(受伤) · · ｜ — · ｜ · — — — ｜ · · — ｜ · — · ｜ — · — —

TRAPPEN(发射) — ｜ · — · ｜ · — ｜ · — — · ｜ · — — · ｜ · ｜ — ·

LOST(迷失) · — · · ｜ — — — ｜ · · · ｜ —

WATER(水) · — — ｜ · — ｜ — ｜ · ｜ · — ·

(6)身体语言

以下一系列信号,空中救援人员都能理解,可以据此向他们发出信号。注意从身前到两侧的位置改变、腿与身体姿势的运用、手部的动作。手上持一块布条对 Yes(是)或 No(否)加以强调。做这些动作时,要求十分清晰,且幅度尽量大。具体如图 10-16 所示。

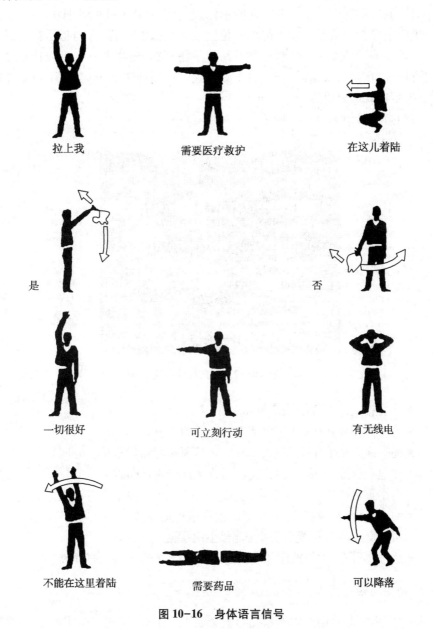

拉上我　　　　　需要医疗救护　　　　在这儿着陆

是　　　　　　　　　　　　　　　　　　　否

一切很好　　　　可立刻行动　　　　有无线电

不能在这里着陆　　　需要药品　　　　可以降落

图 10-16　身体语言信号

（7）信息信号

当离开失事地点或营地时，应留下一些信号物。

制作一些大型的箭头形信号，表明自己的前进方向，且使这些信号在空中也能一目了然。再制作其他一些方向指示标，使地面搜寻人员可以理解。

地面信号物使营救者能了解你的位置或者过去的位置，方向指示标有助于他们寻找你的行动路径。一路上要不断留下指示标，这样做不仅可以让救援人员追寻而至，在自己希望返回时，也不致迷路。如果迷失了方向，找不着想走的路线，指示标就可以成为一个向导。

方向指示器如图 10-17 所示。

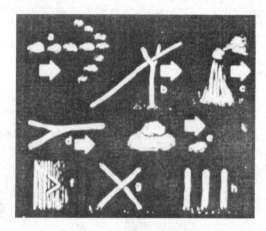

图 10-17　方向指示器

- 将岩石或碎石片摆成箭形。
- 将棍棒支撑在树杈间，顶部指着行动的方向。
- 在一卷草束的中上部系上一结，使其顶端弯曲指示行动方向。
- 在地上放置一根分叉的树枝，用分叉点指向行动方向。
- 用小石块垒成一个大石堆，在边上再放一小石块指向行动方向。
- 用一个深刻于树干的箭头形凹槽表示行动方向。
- 两根交叉的木棒或石头意味着此路不通。
- 用三块岩石、木棒或灌木丛传达的信号含义明显，表示危险或紧急。

3. 使用绳索

日常生活中常使用绳索作系扎与固定之用。在求生过程中使用绳索来进行攀爬与救援，可以帮助克服各种复杂地形。以下介绍三种救援中实用的绳索方法,乘务员应学会并牢记正确的操作与使用方法。不正确的系扣方法,有时会引致危险的发生。

（1）单套环

此环制作快速,承受力强,可用于各种需绳环固定的场合（如图 10-18 所示）。

- 用一根带子活端制作一个反手结。
- 将带子的另一活端沿反手结的运动轨迹的相反方向穿越此结。
- 活端应该恰好在结内,这样,拉紧时活端就不会滑落。

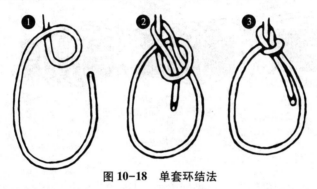

图 10-18　单套环结法

（2）环中环

此环用于支撑或拉出缝隙或其他难以爬出的地方的遇险者（如图 10-19 所示）。用其中一环绕过臀部,另一环绕过上体即可;也可将两腿放入环中,手抓牵引绳索。

- 将双股绳索弯曲成一环,将活端穿过此环。
- 将活端向下,然后套过双层环,轻轻移至固定部分后面,拉动大的双层环,使其变紧。

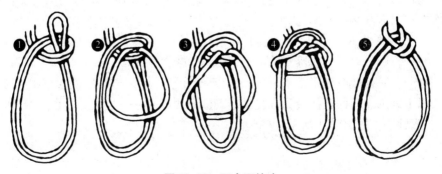

图 10-19　环中环结法

（3）绳梯结

• 此结用于光滑绳索上，按一定间隔连续打出多个反手结以利于使用绳索进行攀爬。绳索的末端留出一截合理的长绳，在一根短树枝或圆木末端用绳索打一个半结（如图 10-20 所示）。

• 沿着圆木连续制作一些松弛的半结；

• 将留出的绳端向后依次穿过所有的环，然后将所有的环滑下圆木末端；

• 将每个绳结依次穿过半结，另一端固定，系紧每个结。

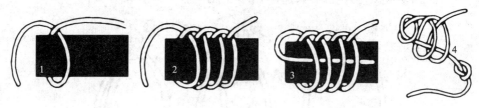

图 10-20　绳梯结结法

4. 辨别方向

在求生过程中，我们需正确辨别方向，以便我们能尽早脱离危险之境。以下介绍几种实用的辨别方向的方法。

（1）影钟法

无论身处南半球还是北半球都可用树影移动来确定，北半球树影以顺时针移动，南半球树影以逆时针移动。

• 影钟法（1）：在一块平地上，竖直放置 1 米长的垂直树干。注明树影所在位置，顶端用石块或树棍标出。15 分钟后，再标记出树干顶端在地面上新的投影位置。两点间的连线会给出东西方向——首先标出的是西。南北方向与连线垂直。这种方法适用于经纬度地区。一天中的任何时间，都可用它检测你移动的方向，只是必须有阳光。

• 影钟法（2）：如果你有时间，还可以用另一种更精确的方法——标出第一个树影顶点，以树干所落点为圆心，树影长的半径作弧。随着午时的来临，树影会逐渐缩短移动；到了下午，树影又会逐渐变长。标记出树影顶点与弧点的交点，弧上这两点间的连线会为你提供准确的东西方向——早晨树影顶点为西。

影钟法如图 10-21 所示。

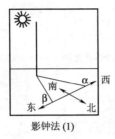
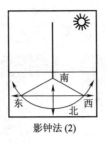

影钟法 (1)　　　　　　影钟法 (2)

图 10-21　影钟法定方向

（2）手表法

传统的手表有时钟和分钟,可用来确定方向,前提是它表示的是确切的当地时间(没有经过夏时制调整,也不是统一的跨时区标准时间)。越远离赤道地区,这种方法会越可靠,因为如果阳光几乎是直射的话,很难精准地确认方向。如图 10-22 所示。

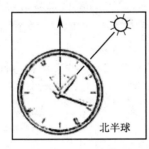
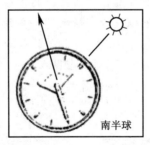

图 10-22　手表法定方向

●北半球:将表水平放置,时针指向太阳,时针与 12 点刻度之间的夹角平分线指明南北方向。

●南半球:将表水平放置,将 12 点刻度指向太阳,12 点刻度与时针指向间的夹角平分线指明南北方向。

（3）简易指南针

一截铁丝(缝衣针即可)反复同一方向与丝绸摩擦,会产生磁性,悬挂起来可以指示北极。磁性不会很强,隔段时间需要重新摩擦,增强磁性。

如果你有一块磁石,会比用丝绸更有效。注意沿同一方向将铁针不断与磁石摩擦。

用一根绳子将磁针悬挂起来,以便不影响平衡。但不要用有纽结绞缠的绳线。

简易指南针如图 10-23 所示。

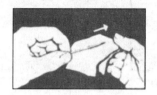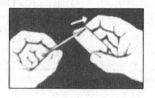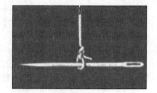

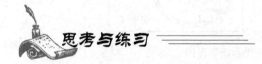

图 10-23　简易指南针

本章小结

本章主要介绍了飞机空中飞行过程中出现意外后的一系列急救方法。本章的学习重点应放在具体实践技能的掌握上，应重点掌握迫降前的乘务长广播内容、防冲击姿势，以及紧急情况下安全带与救生衣的使用。另外，还应掌握几种野外求救的具体方法及一些相关的野外生存技能。

本章内容的学习，对于空勤人员一旦发生空难，积极开展急救，最大限度地减少人员伤亡，有积极的作用。

思考与练习

1. 发生空中意外后，空中乘务员应采取哪些应急措施？
2. 飞行器失事后求生的基本原则是什么？维持机上乘员生命的要素又有哪些？
3. 热带丛林、沙漠、海上和寒区的求生技能有哪些？

附 录

交通运输部关于修改《民用航空人员体检合格证管理规则》的决定（CCAR-67FS-R4）

交通运输部决定对《民用航空人员体检合格证管理规则》（交通运输部令 2016 年第 21 号公布,交通运输部令 2017 年第 13 号修改）作如下修改:

将第 67.33 条(c)款修改为:

"(c)Ⅱ级体检合格证有效期为 60 个月。其中年龄满 40 周岁以上者为 24 个月。"

本决定自 2019 年 1 月 1 日起施行。

《民用航空人员体检合格证管理规则》根据本决定作相应修改,重新公布。

民用航空人员体检合格证管理规则①

(2016 年 3 月 17 日交通运输部发布;根据 2017 年 4 月 24 日交通运输部《关于修改〈民用航空人员体检合格证管理规则〉的决定》第一次修正;根据 2018 年 11 月 16 日交通运输部《关于修改〈民用航空人员体检合格证管理规则〉的决定》第二次修正)

---

① 为方便读者了解新管理规则的条款变化,特在文中将重点修改内容进行突出显示,并在脚注中给出修改前的条款,便于读者进行比较对照。

A 章 总则

第 67.1 条 目的和依据

为了保证从事民用航空活动的空勤人员和空中交通管制员身体状况符合履行职责和飞行安全的要求,根据《中华人民共和国民用航空法》制定本规则。

第 67.3 条 适用范围

本规则适用于空勤人员和空中交通管制员的体检鉴定以及体检合格证的申请、颁发和监督管理。

第 67.5 条 机构与职责

(a)中国民用航空局(以下简称民航局)负责制定空勤人员和空中交通管制员体检鉴定医学标准、体检鉴定程序要求和体检合格证的管理规定,**负责全国体检鉴定和体检合格证的管理工作**[①]。

(b)中国民用航空地区管理局(以下简称地区管理局)负责办理本地区空勤人员和空中交通管制员体检合格证申请、审查、颁发和管理工作,对本地区体检鉴定工作实施监督检查。

(c)民航局民用航空人员体检鉴定专家委员会(以下简称专家委员会)主要承担空勤人员和空中交通管制员疑难或者特殊病例的体检鉴定、特许颁发体检合格证的体检鉴定(以下称特许颁证体检鉴定)、体检鉴定标准和专业技术研究等任务,对民用航空人员体检鉴定机构实施技术支持、指导,并受民航局委托对体检鉴定机构进行技术检查。

(d)民用航空人员体检鉴定机构(以下简称体检机构)根据民航局批准的业务范围承担申请办理体检合格证的体检鉴定任务。

第 67.7 条 体检合格证的要求

申请人通过体检鉴定证明其符合本规则附件 A《空勤人员和空中交通管制员体检合格证医学标准》规定的相应医学标准,方可申请办理《民用航空人员体检合格证》(以下简称体检合格证)。

空勤人员、空中交通管制员履行职责时,应当持有依照本规则取得的有效体

---

① 修改前条款:"负责全国体检鉴定和体检合格证的申请、审查、颁发和管理工作。"

检合格证,或者体检合格证认可证书,满足体检合格证或认可证书上载明的限制要求。

任何人不得擅自涂改、伪造体检合格证或者认可证书。

第 67.9 条　定义

本规则使用如下定义:

(a)体检文书是指记录体检合格证申请人体检鉴定信息的所有材料,包括体检鉴定表和体检鉴定结论通知书。

(b)医学资料是指与体检合格证申请人健康有关的诊疗记录(包括门诊、住院以及用药记录)、医学检查结果报告以及医学(数字)影像资料、身体状况资料和疗养记录等。

B 章　体检鉴定

第 67.11 条　体检鉴定一般要求

(a)申请人向体检机构提交体检鉴定申请时,应当出示本人身份证明,提供本人医学资料、既往体检文书,接受体检机构按照本规则附件 A《空勤人员和空中交通管制员体检合格证医学标准》和体检鉴定辅助检查项目要求实施的各项医学检查,以及必要的相关检查。

申请人在**每次**申请体检鉴定时还应当如实提供本人及家族病史信息及相关医学资料[①]。

(b)体检机构受理体检鉴定申请时,应当核对申请人身份,审查其申请材料。申请材料符合要求的,体检机构应当受理体检鉴定申请,并根据所申请体检合格证的类别,按照本规则的要求,组织对其进行体检鉴定。

(c)各科体检医师对申请人进行体格检查,并根据其申请材料、身体状况和有效辅助检查结果(辅助检查结果有效期为 90 日),如实做出并签署是否符合本规则相应医学标准的单科体检鉴定结论;主检医师综合各科鉴定结论如实做出并签署体检鉴定结论。

(d)记录体检鉴定各项检查结果和鉴定结论等信息应当及时准确。

(e)体检机构应当在受理体检鉴定申请后 5 个工作日内作出体检鉴定结

---

① 修改前条款:"申请人在首次申请体检鉴定时还应当如实提供本人及家族病史信息及相关医学资料。"

论,但是因申请人原因无法完成体检鉴定的除外。

(f)需要对申请人进行补充检查、医学观察或者专家鉴定等的,体检机构应当及时通知申请人所在单位暂停其履行职责。补充检查、医学观察或者专家鉴定所需时间不计入前款时限。补充检查和医学观察时间自本次体检鉴定之日起不得超过 30 日。

(g)申请人在体检鉴定时应当如实反映健康状况,不得隐瞒病史、病情。体检机构发现申请人可能冒名顶替、提供虚假生物标本、隐瞒病史、病情或擅自涂改、伪造体检文书及医学资料时,应当立即停止体检鉴定,并及时书面报告所在地地区管理局。

(h)体检医师和体检机构的其他医务人员在对申请人实施体检鉴定和医学检查时,应当尊重申请人的人格和权利,不得恶意造成其身体伤害,不得泄露和传播其身体状况和体检鉴定信息,不得利用职权索取或收受申请人的财物。

第 67.13 条　体检鉴定结论

(a)体检鉴定结论为:

(1)合格。经过辅助检查和体检鉴定,申请人身体状况符合本规则附件 A 相应类别体检合格证医学标准的体检鉴定结论为合格。

(2)暂时不合格。经过辅助检查和体检鉴定,申请人身体状况不符合本规则附件 A 相应类别体检合格证医学标准,但体检医师认为通过补充医学资料、进行短期疾病治疗或者医学观察,可以满足相应类别体检合格证医学标准的,体检鉴定结论为暂时不合格。

(3)不合格。经过辅助检查和体检鉴定,申请人身体状况不符合本规则附件 A 相应类别体检合格证医学标准的体检鉴定结论为不合格。

(b)合格的体检鉴定结论作出后的 3 个工作日内,体检机构应当通知申请人及其所在单位。

(c)暂时不合格的体检鉴定结论作出后,体检机构应当签署体检鉴定暂时不合格结论通知书,在 24 小时内通知申请人及其所在单位,并报告所在地地区管理局。

在暂时不合格的体检鉴定结论作出后 90 日内,申请人按照体检医师的要求补充相应医学资料、接受相应疾病治疗或者医学观察,并接受体检医师的单科检查的,体检机构应当作出相应体检鉴定结论。超过 90 日未进行补充相应医学资料、**未完成疾病治疗或者医学观察的**[①],应当重新申请体检鉴定。重新进行体检

---

① 　修改前条款:"进行相应疾病治疗或者医学观察的"。

鉴定时,体检医师不得以同一原因再次作出暂时不合格结论。

（d）体检鉴定不合格结论作出后,体检机构应当签署体检鉴定结论通知书,并在 24 小时内通知申请人及其所在单位,同时报告所在地地区管理局备案。

第 67.15 条　特许颁证体检鉴定

（a）按照本规则第 67.43 条的规定申请特许颁发体检合格证的申请人应当接受特许颁证体检鉴定。

（b）特许颁证体检鉴定由专家委员会组织实施。

（c）特许颁证体检鉴定的检查项目除按照本规则附件 A 相应类别体检合格证医学标准要求的检查项目外,还可以根据申请人的身体状况,增加必要的医学检查项目。必要时,可以在模拟履行职责的状态下进行医学检查、健康检查和岗位能力测试。

（d）特许颁证体检鉴定结论为:

  （1）合格。经过审查或者特许颁证体检鉴定,认为申请人身体状况符合本规则附件 A 相应类别体检合格证医学标准,无须特许即可合格的,其鉴定结论为合格。

  （2）特许鉴定合格。经过特许颁证体检鉴定,认为申请人身体状况在满足相应限制条件下,能够安全履行职责的,其鉴定结论为特许鉴定合格。

  （3）特许鉴定不合格。经过特许颁证体检鉴定,认为申请人身体状况不能够安全履行职责,或者没有充分证据证明可以安全履行职责的,其鉴定结论为特许鉴定不合格。

（e）特许颁证体检鉴定应当在 30 个工作日内完成。鉴定结论应当书面通知申请人及其所在单位,并报告民航局及申请人所在地地区管理局。

第 67.17 条　疑难或特殊病例体检鉴定

（a）体检机构在体检鉴定中发现疑难或特殊病例时,应当及时报告所在地地区管理局,并送交专家委员会进行专家鉴定。

（b）专家委员会应当按照专家委员会章程规定的程序组织专家对疑难或特殊病例实施体检鉴定,作出体检鉴定结论,并书面通知申请人及其所在单位,同时报告所在地地区管理局。

C章 体检合格证

第67.19条 体检合格证类别

体检合格证分下列类别：
(1) Ⅰ级体检合格证；
(2) Ⅱ级体检合格证；
(3) Ⅲ级体检合格证，包括Ⅲa、Ⅲb级体检合格证；
(4) Ⅳ级体检合格证，包括Ⅳa、Ⅳb级体检合格证。

各级体检合格证适用的医学标准见附件A《空勤人员和空中交通管制员体检合格证医学标准》。

第67.21条 体检合格证适用人员

(a) **航线运输驾驶员执照、多人制机组驾驶员执照、商用驾驶员执照（飞机、直升机或倾转旋翼机航空器类别等级）申请人或者持有人应当取得并持有Ⅰ级体检合格证。**①

(b) **除(a)款之外的其他航空器驾驶员执照、飞行机械员执照申请人或者持有人应当取得并持有Ⅱ级体检合格证。**②

(c) 机场管制员、进近管制员、区域管制员、进近雷达管制员、精密进近雷达管制员、区域雷达管制员应当取得并持有Ⅲa级体检合格证；飞行服务管制员、运行监控管制员应当取得并持有Ⅲb级体检合格证。

(d) 客舱乘务员应当取得并持有Ⅳa级体检合格证。

(e) 航空安全员应当取得并持有Ⅳb级体检合格证。

第67.23条 体检合格证申请条件

体检合格证申请人应当符合本规则附件A《空勤人员和空中交通管制员体检合格证医学标准》规定的相应医学标准，并取得民航局认可的体检机构出具的体检鉴定合格结论。

---

① 修改前条款："(a)航线运输驾驶员执照、飞机和直升机商用驾驶员执照申请人或者持有人应当取得并持有Ⅰ级体检合格证。"
② 修改前条款："(b)除(a)款之外的其他航空器驾驶员、领航员、飞行机械员、飞行通信员执照申请或者持有人应当取得并持有Ⅱ级体检合格证。"

第 67.25 条　申请与受理

（a）体检合格证申请人应当在获得体检鉴定合格结论后 15 日内向所在地地区管理局提出申请,提交与本次申请办理体检合格证有关的体检文书和医学资料等。①

（b）受理机关在收到申请人办理体检合格证的申请后,应当进行初步审查,并根据下列情况分别作出是否受理申请的决定:

（1）不需要取得体检合格证的,应当即时告知申请人不受理。

（2）不属于本机关职权范围的,应当即时作出不予受理的决定,并告知申请人向有关行政机关申请。

（3）申请材料不齐全或者不符合法定形式的,能够当场补正的,要求申请人当场补正。不能够当场补正的,在 5 个工作日内一次性告知申请人需要补正的全部内容。逾期不告知的,自收到申请材料之日起即为受理。

（4）申请事项属于本机关职权范围的,且材料齐全、符合法定形式,或者申请人按照要求提交全部补正材料的,应当受理,并告知申请人。

（c）以信函方式提出体检合格证申请的,受理时间以受理机关签收为准;以传真、电子数据交换和电子邮件提出申请的,受理时间以进入接收设备记录时间为准;申请材料不齐全或者不符合法定形式的,受理时间以收到全部补正材料时间为准。

第 67.27 条　审查

（a）受理机关应当在受理申请人办证申请之日起 20 个工作日内,完成办证审查并作出处理决定。20 个工作日内不能作出决定的,经受理机关负责人批准,可以延长 10 个工作日,并应当将延长理由告知申请人。

（b）审查的主要内容:

（1）申请人的基本信息;

（2）体检文书和医学资料

（3）体检项目和辅助检查项目的符合性;

（4）体检鉴定结论的符合性;

（5）其他必要的内容。

---

①　修改前条款在此条款末还有一句:"特许颁发体检合格证的申请人和民航局的体检合格证申请人应当向民航局提出申请。"新条款中删除了此句。

(c)受理机关根据审查结果作出下列处理决定,并书面通知相关机构和人员:

(1)认为体检文书和医学资料齐全、体检项目和辅助检查项目符合本规则要求、鉴定结论符合本规则相应医学标准的,应当作出体检合格证颁发许可决定;

(2)认为体检鉴定没有针对申请人申请的体检合格证类别相应医学标准和辅助检查项目及频度等要求进行的,应当作出不予许可决定;

(3)**认为体检医师适用医学标准不当,做出错误结论的,应当作出不予许可决定,并通知体检机构纠正错误;①**

(4)**认为需要对体检鉴定结论符合性进行进一步认定的,送请专家委员会进行专家鉴定,并通知申请人。专家鉴定不计入审查期限。②**

第 67.29 条　颁发

(a)受理机关作出体检合格证颁发许可决定后,颁发体检合格证(样式见附件 B)。

(b)受理机关审查认为申请人的条件不能满足本规则要求的,作出不予颁发体检合格证的行政许可决定,并填写不予颁发体检合格证通知书。不予颁发体检合格证通知书中应当说明不予颁发的理由。

第 67.31 条　送达

(a)受理机关能够作出颁发体检合格证许可决定的,在作出许可决定之日起 10 个工作日内将体检合格证送达申请人。

(b)受理机关能够当场作出不予颁发体检合格证处理意见的,当场将不予颁发体检合格证通知书送达申请人。不能当场送达的,在审查期限内送达申请人。在送达同时告知申请人享有依法申请行政复议或者行政诉讼的权利。

(c)体检合格证可以通过直接送达、邮寄送达或者由申请人自行领取等方式送达。体检合格证送达必须保留送达回执或者邮寄凭证或者领取签收记录等。

---

① 修改前条款:"(3)经两名以上人员审查认为体检医师适用医学标准不当,作出错误结论的,应当作出不予许可决定。"

② 修改前条款:"(4)经两名以上人员审查认为需要对体检鉴定结论符合性进行进一步认定的,送请专家委员会进行专家鉴定,并通知申请人。专家鉴定不计入审查期限。"

第67.33条 有效期

(a)体检合格证自颁发之日起生效。年龄计算以申请人进行体检鉴定时的实际年龄为准。

(b)Ⅰ级体检合格证有效期为12个月,年龄满60周岁以上者为6个月。其中参加《大型飞机公共航空运输承运人运行合格审定规则》(CCAR121)规定运行的驾驶员年龄满40周岁以上者为6个月。

(c)**Ⅱ级体检合格证有效期为60个月。其中年龄满40周岁以上者为24个月。**①

(d)根据体检合格证持有人所履行的职责,Ⅲ级体检合格证的有效期为:

    (1)Ⅲa级体检合格证有效期为24个月。其中年龄满40周岁以上者为12个月;

    (2)Ⅲb级体检合格证有效期为24个月。

(e)Ⅳa级体检合格证和Ⅳb级体检合格证有效期为12个月。

(f)体检合格证持有人可以在体检合格证有效期届满30日前,按照本规则的规定,申请更新体检合格证。

第67.35条 有效期的延长

(a)体检合格证持有人由于特殊原因不能在体检合格证有效期届满前进行体检鉴定、更新体检合格证,又必须履行职责时,应当在体检合格证有效期届满前向原颁证机关申请延长体检合格证的有效期。

(b)颁证机关接到延长有效期申请后,可以要求体检合格证持有人提供航空医师或执业医师对申请人进行指定项目的检查,并根据情况决定是否推迟体检鉴定,延长体检合格证的有效期。有效期延长时间不得超过下述期限:

    (1)第67.33条(b)、(d)、(e)款规定的体检合格证持有人不超过45日;

    (2)第67.33条(c)款规定的体检合格证持有人不超过90日。

(c)颁证机关应当在体检合格证有效期届满前做出决定,同意申请人体检合格证有效期延长的,应当以书面同意函通知申请人和所在单位。

---

① 修改前条款:"(c)Ⅱ级体检合格证有效期为36个月。其中年龄满40周岁以上者为24个月,年龄满50周岁以上为12个月。"

第 67.37 条　符合性要求

（a）体检合格证持有人履行职责时应当遵守以下要求：

（1）履行职责时持有相应的有效体检合格证；

（2）遵守体检合格证上载明的限制要求；

（3）在身体状况发生变化可能不符合所持体检合格证的相应医学标准时，停止履行职责，并报告所在单位管理部门。

（b）体检合格证持有人所在单位应当遵守以下要求：

（1）在体检合格证持有人履行职责前，确认其身体状况符合所持体检合格证的相应医学标准，并能够满足履行职责的需要；

（2）建立体检合格证持有人健康观察档案，了解掌握其健康状况，实施健康风险管理和相应医疗保健措施，并将其纳入单位安全管理系统（SMS）；

（3）督促患有疾病的体检合格证持有人有针对性地采取疾病矫治措施。

第 67.39 条　补发

体检合格证持有人在体检合格证遗失或损坏后，应当向原颁证机关申请补发。颁证机关审查确认申请人体检合格证在有效期内且相关信息属实后，可为其补发与原体检合格证所载内容相同的体检合格证。

第 67.41 条　信息变更

体检合格证载明的姓名和国籍等信息发生变化时，持有人应当向原颁证机关申请信息变更。颁证机关审查确认申请人有关信息属实后，为其办理体检合格证变更，同时收回变更前的体检合格证。变更后的体检合格证的有效期和限制要求与原体检合格证相同。

第 67.43 条　特许颁发[①]

（a）再次申请Ⅰ、Ⅱ和Ⅲa级体检合格证的申请人（学员和学生驾驶员除外），在体检鉴定结论不合格时，如果有充分理由证明能够安全履行职责，并且不会因为履行职责加重病情或者使健康状况恶化时，可以向专家委员会提出特许颁证体检鉴定的申请，并提交下列文件：

（1）申请表；

---

① 修改前条款："第 67.43 条　特许颁发体检合格证"。

（2）所在单位证明文件（私用驾驶员执照持有人除外）；

（3）所在地地区管理局指定技术专家出具的技术能力证明文件；

（4）体检文书和医学资料；

（5）需要提交的其他资料。

（b）专家委员会对申请人提交的全部材料进行初步审查。符合申请条件的，按照本规则第67.15条的规定组织进行特许颁证体检鉴定；不符合申请条件的，退回申请人。

（c）特许鉴定合格的申请人可以向**地区管理局**提出特许颁发体检合格证申请。①

（d）**地区管理局**按照本规则第67.25条和第67.27条的规定进行受理和审查。② 根据申请人的基本情况、履行职责时承担的安全责任、可接受的保证安全履行职责采用的医疗措施以及实施的可能性等因素，作出特许颁发体检合格证的许可决定。**准予特许的，颁发体检合格证；不予特许的，签署不予颁证意见，并书面通知申请人及其所在单位，并告知申请人所属体检机构。**③

（e）特许颁发的体检合格证上应当载明下列一项或多项限制条件：

（1）职责或任务限制；

（2）履行职责的时间限制；

（3）安全履行职责必需的医疗保障要求；

（4）必要的其他限制。

第67.45条　外籍飞行人员体检合格证管理

（a）持有其他国际民航组织缔约国民航当局颁发的有效体检合格证的外籍民用航空器驾驶员，在申请参加公共航空、通用航空、飞行院校等民用航空器运行单位飞行运行不足120日（含本数）的，可以申请取得所在地地区管理局签发的外籍飞行人员体检合格证认可证书，样式见附件C。超过120日的，应当申请办理按照本规则颁发的体检合格证。

（b）外籍飞行人员按照本规则的规定申请体检机构的体检鉴定，取得符合本规则标准的体检鉴定合格结论后，可以向所在地地区管理局申请办理体检合格证。

---

① 修改前条款："（c）特许鉴定合格的申请人可以向**民航局**提出特许颁发体检合格证申请。"

② 修改前条款："（d）**民航局**按照本规则第67.25条和第67.27条的规定进行受理和审查。"

③ 修改前条款："准予特许的，颁发体检合格证；不予特许的，签署不予颁证意见。上述许可决定由民航局书面通知申请人和所在单位，并告知申请人**所在地地区管理局和体检机构**。"

(c)地区管理局在收到外籍飞行人员办理体检合格证或认可证书的申请后,按照本规则第67.25条和第67.27条的规定进行受理和审查。审查认为符合相应要求的,给予颁发相应的体检合格证或体检合格证认可证书;审查认为不符合相应要求的,不予颁发体检合格证或体检合格证认可证书,并书面通知申请人和所在单位。

(d)参加我国航空单位飞行运行的外籍飞行人员履行职责时,应当同时持有其他国际民航组织缔约国民航当局颁发的有效体检合格证和依照本规则颁发的有效认可证书,或者持有依照本规则颁发的有效体检合格证。

D章　监督检查

第67.47条　监督检查

(a)民航局应当建立健全监督检查制度,监督检查体检鉴定和颁发体检合格证等工作,及时纠正违法、违规和违纪的行为。

管理局应当建立健全本地区体检鉴定和申请办理体检合格证管理制度,监督检查本地区体检鉴定等工作,及时纠正违法、违规和违纪的行为。

(b)民航管理部门应当依据本规则对体检合格证持有人履行职责时体检合格证和体检合格证认可证书的有效性进行监督检查。监督检查时不得妨碍其正常的生产经营活动,不得索取或者收受被许可人的财物,不得谋取其他利益。

第67.49条　许可的撤销

(a)民航管理部门在检查中发现有下列情形之一的,颁证机关可以撤销已作出的颁发体检合格证或者认可证书的行政许可决定:

(1)工作人员滥用职权、玩忽职守颁发的体检合格证;

(2)超越法定职权颁发的体检合格证;

(3)违反法定程序颁发的体检合格证;

(4)为不具备申请资格或者不符合本规则相应医学标准的申请人颁发的体检合格证;

(5)体检合格证申请人以欺骗、贿赂等不正当手段取得的体检合格证或者认可证书;

(6)依法可以撤销的其他情形。

(b)体检合格证申请人以欺骗、贿赂等不正当手段取得的体检合格证或者认可证书的,申请人在三年内不得再次提出申请。

第 67.51 条　体检合格证的注销

有下列情形之一的,颁证机关应当收回体检合格证,办理注销手续,并以书面形式告知体检合格证持有人(已经死亡的除外)和所在单位注销理由及依据:

(a)体检合格证有效期届满未延续的;

(b)体检合格证持有人死亡或者丧失行为能力的;

(c)体检合格证被依法撤销的;

(d)法律、法规规定的应当注销行政许可的其他情形。

第 67.53 条　禁止行为

(a)体检合格证申请人不得有下列行为:

　(1)隐瞒或者伪造病史、病情,或者冒名顶替,或者提供虚假申请材料的;

　(2)涂改或者伪造、变造、倒卖、出售体检文书及医学资料的。

(b)任何人员不得有下列行为:

　(1)协助申请人隐瞒或者伪造病史、病情,或者提供虚假申请材料,或者提供非申请人本人生物标本,或者在体检鉴定时冒名顶替的;

　(2)涂改、伪造、变造或者倒卖、出售体检合格证的;

　(3)未取得体检合格证从事民用航空活动的。

E 章　法律责任

第 67.55 条　体检合格证申请人违反本规则规定的行为

体检合格证申请人违反本规则规定有下列行为之一的,**地区管理局**①依据情节,对当事人处以警告或者 500 元以上 1000 元以下罚款。涉嫌构成犯罪的,依法移送司法机关处理:

(a)隐瞒或者伪造病史、病情,或者冒名顶替,或者提供虚假申请材料的;

(b)涂改或者伪造、变造、倒卖、出售体检文书及医学资料的。

第 67.57 条　体检合格证持有人违反本规则规定的行为

体检合格证持有人违反本规则规定有下列行为之一的,**地区管理局**②应当

---

① 修改前条款:"民航局或地区管理局"。

② 修改前条款:"民航局或地区管理局"。

责令当事人停止履行职责,并对其处以警告或者 500 元以上 1000 元以下罚款:

(a)从事相应民用航空活动时**未携带有效体检合格证**①、或者使用的体检合格证等级与所履行职责不相符的;

(b)发现身体状况发生变化,可能不符合所持体检合格证的相应医学标准时,不按照程序报告的;

(c)履行职责时未遵守体检合格证上载明的限制条件的。

第 67.59 条　其他违反本规则规定的行为

(a)任何机构使用未取得或者未持有有效体检合格证人员从事相应民用航空活动的,民航局或地区管理局应当责令其立即停止活动,并对其处以 20 万元以下的罚款;对直接责任人处以 500 元以上 1000 元以下的罚款;涉嫌构成犯罪的,依法移送司法机关处理。

(b)任何人员违反本规则规定有下列行为之一的,民航局或地区管理局可以对其处以警告或者 500 元以上 1000 元以下罚款;涉嫌构成犯罪的,依法移送司法机关处理:

(1)协助申请人隐瞒或者伪造病史、病情,或者提供虚假申请材料,或者提供非申请人本人生物标本,或者在体检鉴定时冒名顶替的;

(2)涂改、伪造、变造或者倒卖、出售涂改、伪造、变造的体检合格证的;

(3)未取得体检合格证从事民用航空活动的。

第 67.61 条　颁证机关工作人员违反本规则规定的行为

颁证机关工作人员在办理体检合格证时违反法律、行政法规或本规则规定,或者不依法履行本规则 67.47 条规定的监督检查职责的,由其上级行政机关或者监察机关责令改正;情节严重的,由其上级行政机关或者监察机关依法给予行政处分;构成犯罪的,依法追究刑事责任。

F 章　附则

第 67.62 条　守法信用信息记录②

对个人和有关机构的撤销许可、行政处罚等处理措施及其执行情况记入守

---

① 修改前条款:"未携带体检合格证"。
② 第 67、62 条条款为新增,原条款无。

法信用信息记录，并按照有关规定进行公示。

第 67.63 条　废止

2001 年 8 月 13 日公布的《中国民用航空人员医学标准和体检合格证管理规则》（民航总局令第 101 号）和 2004 年 7 月 12 日公布的《中国民用航空总局关于修订〈中国民用航空人员医学标准和体检合格证管理规则〉的决定》（民航总局令第 125 号）自本规则实施之日起废止。

第 67.65 条　原体检合格证的有效期

本规则实施前颁发的体检合格证，在其有效期内继续有效。

第 67.67 条　施行日期①

本规则自 2016 年 4 月 17 日起施行。

附件：
1. 附件 A 空勤人员和空中交通管制员体检合格证医学标准
2. 附件 B 民用航空人员体检合格证样式
3. 附件 C 外籍飞行人员体检合格证认可证书样式

附件 A　空勤人员和空中交通管制员体检合格证医学标准

第一章　I 级体检合格证的医学标准

1.〔一般条件〕②
无下列影响安全履行职责或因履行职责而加重的疾病或功能障碍：

---

① 修改前条款："本规则自 2012 年 8 月 1 日期施行。"
② 修改前条款：

  1. 一般条件
  无下列**可能**影响安全履行职责或**可能**因履行职责而加重的疾病或功能障碍：
  （1）**心理异常**；（2）先天性或后天获得性功能及形态异常；（3）可能导致失能的活动性、隐匿性、急性或慢性疾病；（4）创伤、损伤或手术后遗症；（5）使用处方或非处方药物对身体造成的不良影响；（6）恶性肿瘤或可能影响安全履行职责的良性肿瘤；（7）**心脏、肝脏、肾脏等器官移植**。

（1）先天性或后天获得性功能及形态异常；

（2）可能导致失能的活动性、隐匿性、急性或慢性疾病；

（3）创伤、损伤或手术后遗症；

（4）使用处方或非处方药物对身体造成的不良影响；

（5）恶性肿瘤；

（6）可能导致失能的良性占位性病变；

（7）心脏、肝脏、肾脏等器官移植。

2.〔**精神科**〕①

无下列影响安全履行职责的精神疾病的明确病史或临床诊断：

（1）器质性（包括症状性）精神障碍；

（2）使用或依赖鸦片、海洛因、甲基苯丙胺（冰毒）、吗啡、大麻、可卡因，以及国家规定管制的其他能够使人形成瘾癖的麻醉药品和精神药品；

（3）酒精滥用或依赖；

（4）精神分裂症、分裂型及妄想性障碍；

（5）心境（情感性）障碍；

（6）神经症性、应激性及躯体形式障碍；

（7）伴有生理障碍及躯体因素的行为综合征；

（8）成人的人格与行为障碍；

（9）精神发育迟缓；

（10）心理发育障碍；

（11）通常起病于儿童及少年期的行为与情绪障碍；

（12）未特定的精神障碍。

3.〔**神经系统**〕

无下列神经系统疾病的明确病史或临床诊断：

（1）癫痫；

（2）原因不明或难以预防的意识障碍；

（3）可能影响安全履行职责的脑血管疾病、颅脑损伤及其并发症或其他神经系统疾病。

---

① 修改前条款：

2. 精神科

无下列影响安全履行职责的精神疾病的明确病史或临床诊断：

（1）精神障碍；（2）精神分裂症；（3）物质滥用或物质依赖；（4）人格障碍或行为障碍；（5）情感障碍；（6）严重的神经症。

4.〔**循环系统**〕

无下列循环系统疾病的明确病史或临床诊断：

(1)冠心病；

(2)严重的心律失常；

(3)严重的心脏瓣膜疾病或心脏瓣膜置换；

(4)永久性心脏起搏器植入；

(5)收缩压/舒张压持续高于155/95mmHg,或伴有症状的低血压；

(6)其他可能影响安全履行职责的循环系统疾病。

5.〔**呼吸系统**〕

无下列呼吸系统疾病或功能障碍：

(1)活动性肺结核；

(2)可能影响安全履行职责的气胸；

(3)胸部纵膈或胸膜的活动性疾病；

(4)影响呼吸功能的胸壁疾病、畸形或胸部手术后遗症；

(5)可能影响安全履行职责的慢性阻塞性肺疾病或哮喘；

(6)其他可能影响安全履行职责的呼吸系统疾病或手术后遗症。

6.〔**消化系统**〕

无下列消化系统疾病或临床诊断：

(1)肝硬化；

(2)可能导致失能的疝；

(3)消化性溃疡及其并发症；

(4)胆道系统结石；

(5)其他可能影响安全履行职责的消化系统疾病或手术后遗症。

7.〔**传染病**〕

无下列传染病或临床诊断：

(1)病毒性肝炎；

(2)梅毒；

(3)获得性免疫缺陷综合征(AIDS)；

(4)人类免疫缺陷病毒(HIV)阳性；

(5)其他可能影响安全履行职责的传染性疾病。

8.〔**代谢、免疫和内分泌系统**〕

无下列代谢、免疫和内分泌系统疾病：

(1)使用胰岛素控制的糖尿病；

(2)使用可能影响安全履行职责的药物控制的糖尿病；

(3)其他可能影响安全履行职责的代谢、免疫和内分泌系统疾病。

9.〔血液系统〕

无严重的脾脏肿大及其他可能影响安全履行职责的血液系统疾病。

10.〔泌尿生殖系统〕

无下列泌尿生殖系统疾病或临床诊断:

(1)可能导致失能的泌尿系统结石;

(2)其他可能影响安全履行职责的泌尿生殖系统疾病、妇科疾病及手术后遗症或功能障碍。

11.〔妊娠〕

申请人妊娠期内不合格。

12.〔骨骼、肌肉系统〕

无可能影响安全履行职责的骨骼、关节、肌肉或肌腱的疾病、损伤、手术后遗症及功能障碍;其身高、臂长、腿长和肌力应当满足履行职责的需要。

13.〔皮肤及其附属器〕

无可能影响安全履行职责的皮肤及其附属器的疾病。

14.〔耳、鼻、咽、喉及口腔〕①

无下列耳、鼻、咽、喉、口腔疾病或功能障碍:

(1)难以治愈的耳气压功能不良;

(2)前庭功能障碍;

(3)可能影响安全履行职责的言语功能障碍;

(4)可能影响安全履行职责的阻塞性睡眠呼吸暂停低通气综合征;

(5)其他可能影响安全履行职责的耳、鼻、咽、喉、口腔疾病或功能障碍。

15.〔听力〕

进行纯音听力计检查时,每耳在 500、1000 和 2000 赫兹(Hz)的任一频率上的听力损失不超过 35 分贝(dB);在 3000 赫兹(Hz)频率上的听力损失不超过 50 分贝(dB)。如果申请人的听力损失超过上述值,应当同时满足下列条件时方可合格:

(a)在飞机驾驶舱噪声环境中(或模拟条件下)每耳能够听清谈话、通话和信标台信号声;

---

① 修改前条款:

14. **耳、鼻、咽、喉及口腔**

无下列耳、鼻、咽、喉、口腔疾病或功能障碍:

(1)难以治愈的耳气压功能不良;(2)前庭功能障碍;**(3)影响交流的言语功能障碍;**(4)其他可能影响安全履行职责的耳、鼻、咽、喉、口腔疾病或功能障碍。

（b）在安静室中背向检查人 2 米处，双耳能够听清通常强度的谈话声。

16.〔眼及其附属器〕

无下列可能影响安全履行职责的眼及其附属器的疾病或功能障碍：

（1）视野异常；

（2）色觉异常；

（3）夜盲；

（4）双眼视功能异常；

（5）其他可能影响安全履行职责的眼及其附属器的疾病、手术或创伤后遗症。

17.〔远视力〕

（a）每眼矫正或未矫正的远视力应当达到 0.7 或以上，双眼远视力应当达到 1.0 或以上。对未矫正视力和屈光度无限制。如果仅在使用矫正镜才能达到以上规定时，应当同时满足下列条件方可合格：

    （1）在履行职责时，必须佩戴矫正镜；

    （2）在履行职责期间，备有一副随时可取用的、与所戴矫正镜度数相同的备份矫正镜.

（b）为满足本条（a）款的要求，申请人可以使用接触镜，但应当同时满足下列条件：

    （1）接触镜的镜片是单焦点、无色的；

    （2）镜片佩戴舒适；

    （3）在履行职责期间，应当备有一副随时可取用的、与所戴矫正镜度数相同的备份普通矫正镜。

（c）屈光不正度数高的，必须使用接触镜或高性能普通眼镜。

（d）任何一眼未矫正远视力低于 0.1，必须对眼及其附属器进行全面检查。

（e）任何一眼有影响安全履行职责的改变眼屈光状态的手术后遗症不合格。

18.〔近视力〕

每眼矫正或未矫正的近视力在 30~50 厘米的距离范围内应当达到 0.5 或以上，在 100 厘米的距离应当达到 0.25 或以上。如果仅在使用矫正镜才能达到以上规定时，应当同时满足下列条件时方可合格：

    （1）在履行职责时，应当备有一副随时可取用的矫正镜；

    （2）矫正镜必须能同时满足 17 条和本条的视力要求，不得使用单一矫正近视力的矫正镜。

第二章　Ⅱ级体检合格证的医学标准

1.〔一般条件〕①

无下列影响安全履行职责或因履行职责而加重的疾病或功能障碍：

（1）先天性或后天获得性功能及形态异常；

（2）可能导致失能的活动性、隐匿性、急性或慢性疾病；

（3）创伤、损伤或手术后遗症；

（4）使用处方或非处方药物对身体造成的不良影响；

（5）恶性肿瘤；

（6）可能导致失能的良性占位性病变；

（7）心脏、肝脏、肾脏等器官移植。

2.〔精神科〕②

无下列影响安全履行职责的精神疾病的明确病史或临床诊断：

（1）器质性（包括症状性）精神障碍；

（2）使用或依赖鸦片、海洛因、甲基苯丙胺（冰毒）、吗啡、大麻、可卡因，以及国家规定管制的其他能够使人形成瘾癖的麻醉药品和精神药品；

（3）酒精滥用或依赖；

（4）精神分裂症、分裂型及妄想性障碍；

（5）心境（情感性）障碍；

（6）神经症性、应激性及躯体形式障碍；

（7）伴有生理障碍及躯体因素的行为综合征；

（8）成人的人格与行为障碍；

（9）精神发育迟缓；

（10）心理发育障碍；

---

① 修改前条款：

　1. 一般条件

　无下列**可能**影响安全履行职责或**可能**因履行职责而加重的疾病或功能障碍：

　（1）**心理异常**；（2）先天性或后天获得性功能及形态异常；（3）可能导致失能的活动性、隐匿性、急性或慢性疾病；（4）创伤、损伤或手术后遗症；（5）使用处方或非处方药物对身体造成的不良影响；（6）**恶性肿瘤或可能影响安全履行职责的良性肿瘤**；（7）心脏、肝脏、肾脏等器官移植。

② 修改前条款：

　2. 精神科

　无下列影响安全履行职责的精神疾病的明确病史或临床诊断：

　（1）精神障碍；（2）精神分裂症；（3）物质滥用或物质依赖；（4）人格障碍或行为障碍；（5）情感障碍；（6）严重的神经症。

（11）通常起病于儿童及少年期的行为与情绪障碍；

（12）未特定的精神障碍。

3.〔神经系统〕

无下列神经系统疾病的明确病史或临床诊断：

（1）癫痫；

（2）原因不明或难以预防的意识障碍；

（3）可能影响安全履行职责的脑血管疾病、颅脑损伤及其并发症或其他神经系统疾病。

4.〔循环系统〕

无下列循环系统疾病的明确病史或临床诊断：

（1）冠心病；

（2）严重的心律失常；

（3）严重的心脏瓣膜疾病或心脏瓣膜置换；

（4）永久性心脏起搏器植入；

（5）收缩压/舒张压持续高于155/95mmHg,或伴有症状的低血压；

（6）其他可能影响安全履行职责的循环系统疾病。

5.〔呼吸系统〕

无下列呼吸系统疾病或功能障碍：

（1）活动性肺结核；

（2）可能影响安全履行职责的气胸；

（3）胸部纵膈或胸膜的活动性疾病；

（4）影响呼吸功能的胸壁疾病、畸形或胸部手术后遗症；

（5）可能影响安全履行职责的慢性阻塞性肺疾病或哮喘；

（6）其他可能影响安全履行职责的呼吸系统疾病或手术后遗症。

6.〔消化系统〕

无下列消化系统疾病或临床诊断：

（1）肝硬化；

（2）可能导致失能的疝；

（3）消化性溃疡及其并发症；

（4）有症状的胆道系统结石；①

（5）其他可能影响安全履行职责的消化系统疾病或手术后遗症。

---

① 修改前条款:"(4)可能导致失能的胆道系统结石;"

7.〔传染病〕

无下列传染病或临床诊断：

(1)病毒性肝炎；

(2)梅毒；

(3)获得性免疫缺陷综合征(AIDS)；

(4)人类免疫缺陷病毒(HIV)阳性；

(5)其他可能影响安全履行职责的传染性疾病。

8.〔代谢、免疫和内分泌系统〕

无下列代谢、免疫和内分泌系统疾病：

(1)使用胰岛素控制的糖尿病；

(2)使用可能影响安全履行职责的药物控制的糖尿病；

(3)其他可能影响安全履行职责的代谢、免疫和内分泌系统疾病。

9.〔血液系统〕

无严重的脾脏肿大及其他可能影响安全履行职责的血液系统疾病。

10.〔泌尿生殖系统〕

无下列泌尿生殖系统疾病或临床诊断：

(1)有症状的泌尿系统结石；①

(2)其他可能影响安全履行职责的泌尿生殖系统疾病、妇科疾病及手术后遗症或功能障碍。

11.〔妊娠〕

申请人妊娠期内不合格。

12.〔骨骼、肌肉系统〕

无可能影响安全履行职责的骨骼、关节、肌肉或肌腱的疾病、损伤、手术后遗症及功能障碍；其身高、臂长、腿长和肌力应当满足履行职责的需要。

13.〔皮肤及其附属器〕

无可能影响安全履行职责的皮肤及其附属器的疾病。

14.〔耳、鼻、咽、喉及口腔〕

无下列耳、鼻、咽、喉、口腔疾病或功能障碍：

(1)难以治愈的耳气压功能不良；

(2)前庭功能障碍；

(3)可能影响安全履行职责的言语功能障碍；②

---

① 修改前条款："(1)可能导致失能的泌尿系统结石；"

② 修改前条款："(3)影响交流的言语功能障碍；"

(4)其他可能影响安全履行职责的耳、鼻、咽、喉、口腔疾病或功能障碍。

15.〔听力〕

进行纯音听力计检查时,每耳在 500、1000 和 2000 赫兹(Hz)的任一频率上的听力损失不超过 35 分贝(dB);在 3000 赫兹(Hz)频率上的听力损失不超过 50 分贝(dB).如果申请人的听力损失超过上述值,应当同时满足下列条件时方可合格:

(a)在飞机驾驶舱噪音环境中(或模拟条件下)每耳能够听清谈话、通话和信标台信号声;

(b)在安静室中背向检查人 2 米处,双耳能够听清通常强度的谈话声。

16.〔眼及其附属器〕

无下列可能影响安全履行职责的眼及其附属器的疾病或功能障碍:

(1)视野异常;

(2)色觉异常;

(3)夜盲;

(4)双眼视功能异常;

(5)其他可能影响安全履行职责的眼及其附属器的疾病、手术或创伤后遗症。

17.〔远视力〕

(a)每眼矫正或未矫正的远视力应当达到 0.5 或以上,双眼远视力应当达到 0.7 或以上。对未矫正视力和屈光度无限制。如果仅在使用矫正镜才能达到以上规定时,应当同时满足下列条件方可合格:

    (1)在履行职责时,必须佩戴矫正镜;

    (2)在履行职责期间,备有一副随时可取用的、与所戴矫正镜度数相同的备份矫正镜。

(b)为满足本条(a)款的要求,申请人可以使用接触镜,但应当同时满足下列条件:

    (1)接触镜的镜片是单焦点、无色的;

    (2)镜片佩戴舒适;

    (3)在履行职责期间,应当备有一副随时可取用的、与所戴矫正镜度数相同的备份普通矫正镜。

(c)屈光不正度数高的,必须使用接触镜或高性能普通眼镜。

(d)任何一眼未矫正远视力低于 0.1,必须对眼及其附属器进行全面检查。

(e)任何一眼有影响安全履行职责的改变眼屈光状态的手术后遗症不合格。

18.〔近视力〕

每眼矫正或未矫正的近视力在 30~50 厘米的距离范围内应当达到 0.5 或以上。如果仅在使用矫正镜才能达到以上规定时,应当同时满足下列条件时方可合格:

(1)在履行职责时,应当备有一副随时可取用的矫正镜;

(2)矫正镜必须能同时满足 17 条和本条的视力要求,不得使用单一矫正近视力的矫正镜。

第三章　Ⅲ级体检合格证的医学标准

1.〔一般条件〕①

无下列影响安全履行职责或因履行职责而加重的疾病或功能障碍:

(1)先天性或后天获得性功能及形态异常;

(2)可能导致失能的活动性、隐匿性、急性或慢性疾病;

(3)创伤、损伤或手术后遗症;

(4)使用处方或非处方药物对身体造成的不良影响;

(5)恶性肿瘤;

(6)可能导致失能的良性占位性病变;

(7)心脏、肝脏、肾脏等器官移植。

2.〔精神科〕②

无下列影响安全履行职责的精神疾病的明确病史或临床诊断:

(1)器质性(包括症状性)精神障碍;

(2)使用或依赖鸦片、海洛因、甲基苯丙胺(冰毒)、吗啡、大麻、可卡因,以及国家规定管制的其他能够使人形成瘾癖的麻醉药品和精神药品;

(3)酒精滥用或依赖;

---

① 修改前条款:

1. 一般条件

无下列**可能**影响安全履行职责或**可能**因履行职责而加重的疾病或功能障碍:

(1)**心理异常**;(2)先天性或后天获得性功能及形态异常;(3)可能导致失能的活动性、隐匿性、急性或慢性疾病;(4)创伤、损伤或手术后遗症;(5)使用处方或非处方药物对身体造成的不良影响;(6)**恶性肿瘤或可能影响安全履行职责的良性肿瘤**;(7)心脏、肝脏、肾脏等器官移植。

② 修改前条款:

2. 精神科

无下列影响安全履行职责的精神疾病的明确病史或临床诊断:

(1)精神障碍;(2)精神分裂症;(3)物质滥用或物质依赖;(4)人格障碍或行为障碍;(5)情感障碍;(6)严重的神经症。

（4）精神分裂症、分裂型及妄想性障碍；

（5）心境（情感性）障碍；

（6）神经症性、应激性及躯体形式障碍；

（7）伴有生理障碍及躯体因素的行为综合征；

（8）成人的人格与行为障碍；

（9）精神发育迟缓；

（10）心理发育障碍；

（11）通常起病于儿童及少年期的行为与情绪障碍；

（12）未特定的精神障碍。

3.〔神经系统〕

无下列神经系统疾病的明确病史或临床诊断：

（1）癫痫；

（2）原因不明或难以预防的意识障碍；

（3）可能影响安全履行职责的脑血管疾病、颅脑损伤及其并发症或其他神经系统疾病。

4.〔循环系统〕

无下列循环系统疾病的明确病史或临床诊断：

（1）冠心病；

（2）严重的心律失常；

（3）严重的心脏瓣膜疾病或心脏瓣膜置换；

（4）永久性心脏起搏器植入；

（5）收缩压/舒张压持续高于 155/95mmHg,或伴有症状的低血压；

（6）其他可能影响安全履行职责的循环系统疾病。

5.〔呼吸系统〕

无下列呼吸系统疾病或功能障碍：

（1）活动性肺结核；

（2）可能影响安全履行职责的气胸；

（3）胸部纵膈或胸膜的活动性疾病；

（4）影响呼吸功能的胸壁疾病、畸形或胸部手术后遗症；

（5）可能影响安全履行职责的慢性阻塞性肺疾病或哮喘；

（6）其他可能影响安全履行职责的呼吸系统疾病或手术后遗症.

6.〔消化系统〕①

(a)无下列消化系统疾病或临床诊断：

(1)可能导致失能的疝；

(2)消化性溃疡及其并发症；

(3)有症状的胆道系统结石；

(4)其他可能影响安全履行职责的消化系统疾病或手术后遗症。

(b)取得Ⅲa级体检合格证无肝硬化。

7.〔传染病〕

无可能影响安全履行职责的传染性疾病。

8.〔代谢、免疫和内分泌系统〕

无下列代谢、免疫和内分泌系统疾病：

(1)使用胰岛素控制的糖尿病；

(2)使用可能影响安全履行职责的药物控制的糖尿病；

(3)其他可能影响安全履行职责的代谢、免疫和内分泌系统疾病。

9.〔血液系统〕

无严重的脾脏肿大及其他可能影响安全履行职责的血液系统疾病。

10.〔泌尿生殖系统〕②

无下列泌尿生殖系统疾病或临床诊断：

(1)有症状的泌尿系统结石；

(2)其他可能影响安全履行职责的泌尿生殖系统疾病、妇科疾病及手术后

---

① 修改前条款：

6.消化系统

(a)取得Ⅲa级体检合格证无下列消化系统疾病或临床诊断：

(1)肝硬化；(2)可能导致失能的疝；(3)消化性溃疡及其并发症；(4)胆道系统结石；(5)其他可能影响安全履行职责的消化系统疾病或手术后遗症。

(b)取得Ⅲb级体检合格证无下列消化系统疾病或临床诊断：

(1)可能导致失能的疝；(2)消化性溃疡及其并发症；(3)有症状的胆道系统结石；(4)其他可能影响安全履行职责的消化系统疾病或手术后遗症。

② 修改前条款：

10.泌尿生殖系统

(a)取得Ⅲa级体检合格证无下列泌尿生殖系统疾病或临床诊断：

(1)可能导致失能的泌尿系统结石；

(2)其他可能影响安全履行职责的泌尿生殖系统疾病、妇科疾病及手术后遗症或功能障碍。

(b)取得Ⅲb级体检合格证无下列泌尿生殖系统疾病或临床诊断：

(1)有症状的泌尿系统结石；

(2)其他可能影响安全履行职责的泌尿生殖系统疾病、妇科疾病及手术后遗症或功能障碍。

遗症或功能障碍。

11.〔骨骼、肌肉系统〕

无可能影响安全履行职责的骨骼、关节、肌肉或肌腱的疾病、损伤、手术后遗症及功能障碍;其身高、臂长、腿长和肌力应当满足履行职责的需要。

12.〔皮肤及其附属器〕

无可能影响安全履行职责的皮肤及其附属器的疾病。

13.〔耳、鼻、咽、喉及口腔〕①

(a)无下列耳、鼻、咽、喉、口腔疾病或功能障碍:

(1)前庭功能障碍;

(2)可能影响安全履行职责的言语功能障碍;

(3)其他可能影响安全履行职责的耳、鼻、咽、喉、口腔疾病或功能障碍。

(b)取得Ⅲa级体检合格证无可能影响安全履行职责的阻塞性睡眠呼吸暂停低通气综合征。

14.〔听力〕

(a)取得Ⅲa级体检合格证进行纯音听力计检查时,每耳在500、1000 和 2000 赫兹(Hz)的任一频率上的听力损失不超过 35 分贝(dB);在 3000 赫兹(Hz)频率上的听力损失不超过 50 分贝(dB)。如果申请人的听力损失超过上述值,当同时满足下列条件时方可合格:

(1)在工作环境背景噪声环境中(或模拟条件下)每耳应当能听清谈话、通话和信标台信号声;

(2)在安静室中背向检查人 2 米处,双耳能够听清通常强度的谈话声。

(b)取得Ⅲb级体检合格证能在安静室中背向检查人 2 米处,双耳能够听清通常强度的谈话声可合格。

15.〔眼及其附属器〕

无下列可能影响安全履行职责的眼及其附属器的疾病或功能障碍:

(1)视野异常;

(2)色觉异常;

(3)夜盲;

---

① 修改前条款:

13.耳、鼻、咽、喉、口腔疾病或功能障碍

无下列耳、鼻、咽、喉、口腔疾病或功能障碍:

(1)前庭功能障碍;

(2)影响交流的言语功能障碍;

(3)其他可能影响安全履行职责的耳、鼻、咽、喉、口腔疾病或功能障碍。

(4)双眼视功能异常；

(5)其他可能影响安全履行职责的眼及其附属器的疾病、手术或创伤后遗症。

16.〔Ⅲ a 级体检合格证远视力标准〕

(a)每眼矫正或未矫正的远视力应当达到 0.7 或以上，双眼远视力应当达到 1.0 或以上。对未矫正视力和屈光度无限制。如果仅在使用矫正镜才能达到以上规定时，应当同时满足下列条件方可合格：

(1)在履行职责时，必须佩戴矫正镜；

(2)在履行职责期间，备有一副随时可取用的、与所戴矫正镜度数相同的备份矫正镜。

(b)为满足本条(a)款的要求，申请人可以使用接触镜，但应当同时满足下列条件：

(1)接触镜的镜片是单焦点、无色的；

(2)镜片佩戴舒适；

(3)在履行职责期间，应当备有一副随时可取用的、与所戴矫正镜度数相同的备份普通矫正镜。

(c)屈光不正度数高的，必须使用接触镜或高性能普通眼镜。

(d)任何一眼未矫正远视力低于 0.1，必须对眼及其附属器进行全面检查。

(e)任何一眼有影响安全履行职责的改变眼屈光状态的手术后遗症不合格。

17.〔Ⅲ a 级体检合格证近视力标准〕

每眼矫正或未矫正的近视力在 30~50 厘米的距离范围内应当达到 0.5 或以上，在 100 厘米的距离应当达到 0.25 或以上。如果仅在使用矫正镜才能达到以上规定时，应当同时满足下列条件方可合格：

(1)在履行职责时，备有一副随时可取用的矫正镜；

(2)矫正镜必须能同时满足 16 条和本条的视力要求，不得使用单一矫正近视力的矫正镜。

18.〔Ⅲ b 级体检合格证视力标准〕

每眼矫正或未矫正的远视力应当达到 0.5 或以上。如果仅在使用矫正镜才能达到以上规定时，在履行职责时，应当佩戴矫正镜(眼镜或接触镜)。

第四章 Ⅳ级体检合格证的医学标准

1.〔一般条件〕①

无下列影响安全履行职责或因履行职责而加重的疾病或功能障碍：

（1）先天性或后天获得性功能及形态异常；

（2）可能导致失能的活动性、隐匿性、急性或慢性疾病；

（3）创伤、损伤或手术后遗症；

（4）使用处方或非处方药物对身体造成的不良影响；

（5）恶性肿瘤；

（6）可能导致失能的良性占位性病变；

（7）心脏、肝脏、肾脏等器官移植。

2.〔精神科〕②

无下列影响安全履行职责的精神疾病的明确病史或临床诊断：

（1）器质性（包括症状性）精神障碍；

（2）使用或依赖鸦片、海洛因、甲基苯丙胺（冰毒）、吗啡、大麻、可卡因，以及国家规定管制的其他能够使人形成瘾癖的麻醉药品和精神药品；

（3）酒精滥用或依赖；

（4）精神分裂症、分裂型及妄想性障碍；

（5）心境（情感性）障碍；

（6）神经症性、应激性及躯体形式障碍；

（7）伴有生理障碍及躯体因素的行为综合征；

（8）成人的人格与行为障碍；

（9）精神发育迟缓；

（10）心理发育障碍；

---

① 修改前条款：

　1. 一般条件

　无下列**可能**影响安全履行职责或**可能**因履行职责而加重的疾病或功能障碍：

　(1)心理异常；(2)先天性或后天获得性功能及形态异常；(3)可能导致失能的活动性、隐匿性、急性或慢性疾病；(4)创伤、损伤或手术后遗症；(5)使用处方或非处方药物对身体造成的不良影响；(6)**恶性肿瘤或可能影响安全履行职责的良性肿瘤**；(7)心脏、肝脏、肾脏等器官移植。

② 修改前条款：

　2. 精神科

　无下列影响安全履行职责的精神疾病的明确病史或临床诊断：

　(1)精神障碍；(2)精神分裂症；(3)物质滥用或物质依赖；(4)人格障碍或行为障碍；(5)情感障碍；(6)严重的神经症。

(11)通常起病于儿童及少年期的行为与情绪障碍;

(12)未特定的精神障碍。

3.〔神经系统〕

无下列神经系统疾病的明确病史或临床诊断:

(1)癫痫;

(2)原因不明或难以预防的意识障碍;

(3)可能影响安全履行职责的脑血管疾病、颅脑损伤及其并发症或其他神经系统疾病。

4.〔循环系统〕

无下列循环系统疾病的明确病史或临床诊断:

(1)冠心病;

(2)严重的心律失常;

(3)严重的心脏瓣膜疾病或心脏瓣膜置换;

(4)永久性心脏起搏器植入;

(5)收缩压/舒张压持续高于 155/95mmHg,或伴有症状的低血压;

(6)其他可能影响安全履行职责的循环系统疾病。

5.〔呼吸系统〕

无下列呼吸系统疾病或功能障碍:

(1)活动性肺结核;

(2)可能影响安全履行职责的气胸;

(3)胸部纵膈或胸膜的活动性疾病;

(4)影响呼吸功能的胸壁疾病、畸形或胸部手术后遗症;

(5)可能影响安全履行职责的慢性阻塞性肺疾病或哮喘;

(6)其他可能影响安全履行职责的呼吸系统疾病或手术后遗症。

6.〔消化系统〕

无下列消化系统疾病或临床诊断:

(1)肝硬化;

(2)可能导致失能的疝;

(3)消化性溃疡及其并发症;

(4)有症状的胆道系统结石;

(5)其他可能影响安全履行职责的消化系统疾病或手术后遗症。

7.〔传染病〕

无下列传染病或临床诊断:

(1)病毒性肝炎;

（2）梅毒；

（3）获得性免疫缺陷综合征（AIDS）；

（4）痢疾；

（5）伤寒；

（6）人类免疫缺陷病毒（HIV）阳性；

（7）其他可能影响安全履行职责或他人健康的传染性疾病。

8.〔代谢、免疫和内分泌系统〕

无下列代谢、免疫和内分泌系统疾病：

（1）使用胰岛素控制的糖尿病；

（2）使用可能影响安全履行职责的药物控制的糖尿病；

（3）其他可能影响安全履行职责的代谢、免疫和内分泌系统疾病。

9.〔血液系统〕

无严重的脾脏肿大及其他可能影响安全履行职责的血液系统疾病。

10.〔泌尿生殖系统〕

无下列泌尿生殖系统疾病或临床诊断：

（1）有症状的泌尿系统结石；

（2）其他可能影响安全履行职责的泌尿生殖系统疾病、妇科疾病及手术后遗症或功能障碍。

11.〔妊娠〕

申请人妊娠期内不合格。

12.〔骨骼、肌肉系统〕

无可能影响安全履行职责的骨骼、关节、肌肉或肌腱的疾病、损伤、手术后遗症及功能障碍；其身高、臂长、腿长和肌力应当满足履行职责的需要。

13.〔皮肤及其附属器〕

无可能影响安全履行职责的皮肤及其附属器的疾病。

14.〔耳、鼻、咽、喉及口腔〕

无下列耳、鼻、咽、喉、口腔疾病或功能障碍：

（1）难以治愈的耳气压功能不良；

（2）前庭功能障碍；

（3）可能影响安全履行职责的言语功能障碍；[①]

（4）其他可能影响安全履行职责的耳、鼻、咽、喉、口腔疾病或功能障碍。

---

① 修改前条款："（3）影响交流的言语功能障碍；"

15.〔听力〕

进行低语音耳语听力检查,每耳听力不低于 5 米。

16.〔眼及其附属器〕

无下列可能影响安全履行职责的眼及其附属器的疾病或功能障碍:

(1)视野异常;

(2)色盲;

(3)夜盲;

(4)其他可能影响安全履行职责的眼及其附属器的疾病、手术或创伤后遗症。

17.〔远视力〕

取得Ⅳa 级体检合格证每眼矫正或未矫正的远视力应当达到 0.5 或以上。如果仅在使用矫正镜(眼镜或接触镜)时才能满足以上规定,在履行职责时,应当配戴矫正镜,且备有一副随时可取用的,与所戴矫正镜度数相同的备份矫正眼镜。

取得Ⅳb 级体检合格证每眼裸眼远视力应当达到 0.7 或以上。

附件 B　民用航空人员体检合格证样式

正面

说 明 Remarks	
1. 本证根据中国民用航空局规章《民用航空人员体检合格证管理规则》(CCAR-67FS)颁发。 This certificate is issued under the Civil Aviation Medical Certificate Management Rules (CCAR-67FS).	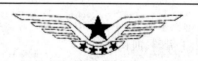 民用航空人员体检合格证 Civil Airman Medical Certificate
2. 体检合格证自颁发之日起生效,有效期在本证标注。 The medical certificate is valid from the date of issue. The period of validity is labeled on this certificate.	
3. 履行相应职责时应当携带本证。 This certificate shall be carried on during performing corresponding duties.	中国民用航空局 Civil Aviation Administration of China FS-CH-67-001(05/2012)

背面

	限制:
_____级体检合格证	Limitations
CLASS OF MEDICAL CERTIFFICATE	体检鉴定
	结论日期:___年___月___日
编号 No._____	Date of examination
	主检医师:
姓名 Name _____ 性别 Gender ____	Aviation Medical Examiner
	签发人:
出生年月_____ 国籍_____	Signature of issuing officer
Date of birth Nationality	发证日期:___年___月___日
	Date of issue
持证人的身体情况满足《民用航空人员体检合格证管理规	有效期至:___年___月___日
则》(CCAR-67FS)规定的相应类别体检合格证的医学标准。	Date of expiry
The holder has met the medical standards in CCAR-67FS, for	发证单位(盖章)
this class of Medical Certificate.	Stamp of issuing authority

注:民用航空人员体检合格证尺寸为长 16cm、宽 12cm。

附件 C 外籍飞行人员体检合格证认可证书样式

正面

<table>
<tr><td>

说明 Remarks

1.持有国际民航组织缔约国民航当局颁发的有效体检合格证的外籍民用航空器飞行人员,在申请参加中国航空单位飞行运行时间不足 120 日的,可以申请取得外籍飞行人员体检合格证认可证书。

The foreign pilot, who holds a valid medical certificate issued by any authority of ICAO contracting countries, can apply for this qualification if he participates Chinese civil aviation operation for less than 120 days.

2.本认可证书依据(颁发国)颁发的编号为 体检合格证颁发,且仅当其外籍体检合格证有效时有效。

This verification is issued according to the Medical Certificate (No.) of(Authority). And its validity requires the validity of the latter.

3.履行相应职责时应当同时携带有效体检合格证和本证。

This Verification and the Medical Certificate shall be carried on during performing corresponding duties.

</td><td>

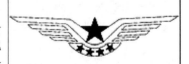

外籍飞行人员体检合格证认可证书
Verification of Medical Certificate For
Foreign Pilots

中国民用航空局
Civil Aviation Administration of China

FS-CH-67-002(05/2012)

</td></tr>
</table>

背面

认可证书编号： License No. 体检合格证等级：Ⅰ□　Ⅱ□ Class of Medical Certificate 姓名 Name 性别 Gender 出生日期：　　年　　月　　日 Date of birth　　Y　　M　　D 国籍： Nationality 体检合格日期：　　年　　月　　日 Date of Examination　Y　M　D 体检合格证签发日期：　年　月　日 Date of Issue　　　　Y　M　D	限制： Limitations 认可证书签发人： Signature of issuing officer 签发日期：　　　年　　月　　日 Date of issue　　Y　M　D 有效期至：　　　年　　月　　日 Date of expiry　Y　M　D 发证单位（盖章） Stamp of issuing authority

注：民用航空人员体检合格证尺寸为长 16cm、宽 12cm。

参考书目

[1]刘平.航空医学[M].成都:西南交通大学出版社,2003.

[2]吴兴裕,常耀明.航空卫生学[M].西安:第四军医大学出版社,2003.

[3]皇甫恩,杨胜元.心理卫生/部队卫生防疫丛书[M].北京:军事医学科学出版社,1999.

[4]郭国明,陈立周.航空卫生——部队卫生防疫丛书[M].北京:军事医学科学出版社,1998.

[5]李清亚.糖尿病饮食和中医保健最佳方案[M].北京:人民军医出版社,2006.

[6]卫生部卫生政策法规司.新编常用卫生法规汇编[M].北京:法律出版社,2006.

[7]东方航空公司.应急程序.2005.(内部资料)

总 策 划:刘 权
执行策划:李红丽
责任编辑:李红丽

图书在版编目(CIP)数据

航空卫生保健与急救/姚红光,李程编 . —北京:旅游教育出版社,2007.7
(2024.7)

(全国空中乘务专业规划教材)
ISBN 978-7-5637-1516-9

I.航… Ⅱ.①姚… ②李… Ⅲ.①航空卫生学—教材 ②民航乘客—急救—教材
Ⅳ.R85

中国版本图书馆 CIP 数据核字(2007)第 091422 号

全国空中乘务专业规划教材

航空卫生保健与急救

(第5版)

姚红光 李 程 编

出版单位	旅游教育出版社
地　　址	北京市朝阳区定福庄南里 1 号
邮　　编	100024
发行电话	(010)65778403 65728372 65767462(传真)
本社网址	www.tepcb.com
E-mail	tepfx@ 163.com
排版单位	北京旅教文化传播有限公司
印刷单位	北京市泰锐印刷有限责任公司
经销单位	新华书店
开　　本	710 毫米×1000 毫米　1/16
印　　张	15.25
字　　数	228 千字
版　　次	2019 年 3 月第 5 版
印　　次	2024 年 7 月第 6 次印刷
定　　价	35.00 元

(图书如有装订差错请与发行部联系)